Karina Rapsa
Tatjana Bogdanova

Cirurgia reconstrutiva do seio frontal: seleção de casos clínicos

Karina Rapsa
Tatjana Bogdanova

Cirurgia reconstrutiva do seio frontal: seleção de casos clínicos

ScienciaScripts

Cover image: www.ingimage.com

This book is a translation from the original published under ISBN 978-620-2-06993-9.

Publisher:
Sciencia Scripts
is a trademark of
Dodo Books Indian Ocean Ltd. and OmniScriptum S.R.L publishing group

120 High Road, East Finchley, London, N2 9ED, United Kingdom
Str. Armeneasca 28/1, office 1, Chisinau MD-2012, Republic of Moldova, Europe
Printed at: see last page
ISBN: 978-620-8-24530-6

ÍNDICE DE CONTEÚDOS

Prefácio

A cirurgia reconstrutiva do seio frontal é um processo complexo realizado para restaurar a estrutura anatómica e a função do seio frontal. Os casos mais frequentes que exigem reconstrução são: traumatismo e fratura do osso frontal, tumores, mucocele, complicações dos processos inflamatórios e complicações pós-operatórias.

O resultado da cirurgia depende da exatidão da investigação pré-cirúrgica, incluindo: o estudo da anatomia específica do doente nas imagens de tomografia computorizada (TC), a avaliação e a escolha da melhor abordagem e técnica cirúrgicas e as competências e formação do cirurgião. A anatomia específica deve ser estudada para elaborar o plano da cirurgia. A tomografia computorizada (TC) é um método de eleição para a investigação dos seios nasais. Permite uma visualização precisa das estruturas ósseas e de possíveis patologias. Com base nos resultados da TAC, nas queixas e no estado local, são escolhidas a abordagem e a técnica cirúrgica mais adequadas.

O principal objetivo deste artigo é apresentar ao leitor a anatomia do seio frontal, as razões mais frequentes que levam à necessidade de reconstrução do seio e as opções de tratamento cirúrgico.

CAPÍTULO 1

Desenvolvimento do seio frontal

O conhecimento do desenvolvimento do seio frontal permite uma melhor compreensão da sua anatomia e classificação das suas fracturas e possíveis complicações consequentes.

O seio frontal tem uma anatomia variável, que difere muito entre os indivíduos devido ao desenvolvimento embriológico diverso do seio. Normalmente, o desenvolvimento do seio frontal começa no terceiro ou quarto mês fetal, quando o meato médio começa a expandir-se superiormente, criando um recesso frontal precoce. Numerosos sulcos formam-se intranasalmente, evaginando depois para os ossos frontal e etmoidal. Um ou mais destes sulcos do recesso frontal tornam-se pneumatizados e formam o futuro seio frontal. Alternativamente, as células etmoidais anteriores podem fornecer pneumatização para o desenvolvimento do seio frontal. Qualquer uma dessas células pode formar o seio frontal potencial (1). No caso de desenvolvimento simultâneo de várias células, podem formar-se seios múltiplos de cada lado ou seios com múltiplas células frontais.Os seios frontais estão ausentes ao nascimento e a sua pneumatização evolui com a idade (Figura 1.).

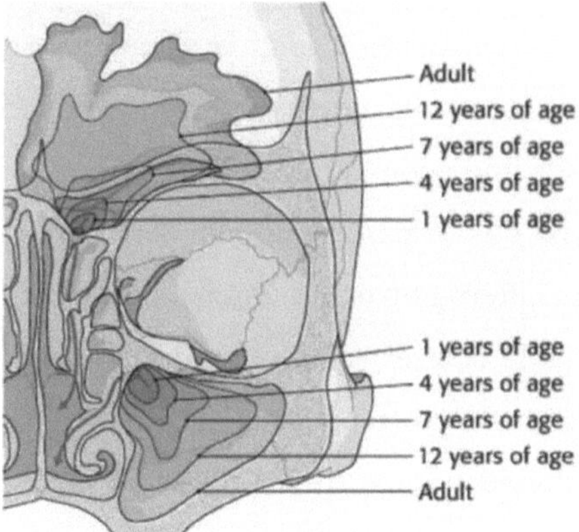

Figura 1. Estágios de desenvolvimento do seio frontal e maxilar em diferentes idades (4)

Um aumento acelerado do seio frontal começa por volta dos seis anos de idade, altura em que também se torna identificável radiograficamente. Em seguida, o seio aumenta gradualmente e atinge o pico do seu desenvolvimento na puberdade, apresentando um tamanho consistente com o do adulto em meados ou no final da adolescência. Um dos factores envolvidos na determinação do tamanho do seio frontal é a relação entre a paragem do crescimento do lobo frontal e o desenvolvimento do seio frontal. A expansão do lobo frontal normalmente interrompe o crescimento anterior do seio frontal. (3) Cada seio frontal desenvolve-se através da pneumatização da cavidade medular do osso frontal. Está documentado um grau altamente variável de pneumatização: desde o subdesenvolvimento do seio, pneumatização mínima e seio frontal desenvolvido unilateralmente até cavidades múltiplas em cada lado. O osso medular remanescente entre os dois seios frontais é o septo intersinusal (3). Nos casos em que o crescimento inicial do seio frontal é bastante simétrico, o septo intersinus está quase sempre na linha média. No entanto, nos casos em que o progresso do desenvolvimento dos seios frontais é diferente, o septo intersinus geralmente desvia-se para o lado do seio frontal subdesenvolvido. A sequência de desenvolvimento do seio frontal e das células aéreas etmoidais anteriores afecta a variabilidade do desenvolvimento do sistema de drenagem nasofrontal. Em aproximadamente 80% da população, a via de saída do tipo óstio serve para drenar o seio. Noutros, a compressão da parte proximal do seio frontal pelas células etmoidais em desenvolvimento cria um sistema de drenagem ductal. O tamanho dos ductos pode variar de 1 a 20 mm de comprimento e 1 a 6 mm de largura. Na maioria dos casos, a drenagem para o nariz ocorre abaixo do corneto médio. Normalmente, a drenagem ocorre diretamente para o recesso frontal, mas, menos frequentemente, pode ocorrer acima ou no infundíbulo etmoidal. As cavidades de cada lado podem variar em tamanho; por exemplo, a assimetria dos seios nasais e as septações, que dividem o seio em múltiplas cavidades, são consideradas um fenómeno normal. Quanto maior a cavidade sinusal, maior a possibilidade de desenvolvimento de septações. No caso do seio frontal hipoplásico, normalmente não existem septações. Se o seio frontal apresentar septações unilateralmente, deve suspeitar-se da presença de uma célula etmoidal supra-orbitária (3).

CAPÍTULO 2

Anatomia do seio frontal, localização em relação às estruturas adjacentes

Normalmente, um indivíduo adulto possui dois seios frontais separados pelo septo intersinusal. A capacidade do seio varia entre 5 e 16 ml, o que é bastante diminuto. A altura média do seio frontal do adulto é de 32 mm e a largura é de 26 mm [2].

Quatro paredes delimitam a cavidade do seio frontal: anterior, posterior, inferior e medial. A parede anterior do seio é constituída pelo denso osso frontal superiormente e pelo rebordo supraorbitário inferiormente. A parede anterior é muito mais espessa que sua fina parede posterior, separando o seio frontal da fossa craniana anterior [3,4]. A parede inferior ou assoalho do seio constitui uma porção do teto orbital e das células etmoidais anteriores [4].

A parede medial do seio frontal é o septo intersinusal, que separa as cavidades de ambos os lados. O septo sinusal pode estar localizado na linha média ou desviado para um ou outro lado, dependendo do processo de desenvolvimento. Em 30,5% a 34% da população está presente uma célula septal intersinusal. A maioria destas células desenvolve-se como divertículos a partir do seio frontal esquerdo ou direito ou, raramente, a partir de ambos os seios frontais [3].

O seio frontal drena através do recesso frontal para o meato médio ou para a face superior do infundíbulo, dependendo da localização e inserção do processo uncinado. O recesso frontal é um espaço em forma de ampulheta, cuja parte mais estreita é o óstio frontal interno, localizado no assoalho posteromedial do seio [4,1].

O limite lateral do recesso frontal é a lâmina papirácea. Anteriormente, a parede posterior da célula do agger nasi delimita o recesso frontal, e o limite posterior é a bula etmoidal e a lamela da bula. O recesso frontal é frequentemente preenchido por várias células etmoidais anteriores, denominadas *células do recesso frontal,* que consequentemente estreitam a via de drenagem do seio frontal. As células frontais situam-se anteriormente ao recesso frontal, e as células suprabullares, etmoidais supraorbitais e frontobullares situam-se posteriormente ao recesso frontal (Tabela 1) (Figura 2) [1].

Frontal Recess Cells
Frontal cells: Lie **above the agger nasi** and pneumatize anterior to the frontal sinus and recess
Type 1: A single cell superior to the agger nasi cell
Type 2: A tier of two or more cells above the agger nasi cell
Type 3: A single cell that extends from the agger nasi cell into the frontal sinus, above the floor of the frontal sinus floor but less than 50% of the frontal sinus height
Type 4: An isolated cell within the frontal sinus or a single cell that extends into the frontal sinus for greater than 50% of the frontal sinus height
Supraorbital ethmoid cell: Cells posterior to the frontal sinus, pneumatizing superior to the orbital roof
Interfrontal sinus cell: Pneumatizes intersinus septum and drains into one frontal sinus, medial to the frontal ositum
Suprabullar cell: Cell superior to the ethmoid bulla
Frontal bulla cell: Cell superior to the ethmoid bulla pneumatizing into the posterior frontal table (anterior skull base)

Tabela 1. Células do recesso frontal (1)

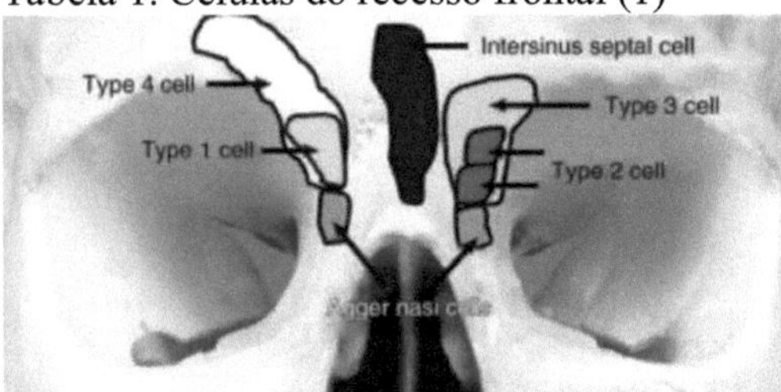

Figura 2. Células frontais [1]

CAPÍTULO 3

Imagiologia na avaliação da patologia

Para fazer um diagnóstico preciso e elaborar o plano de cirurgia, deve ser estudada a anatomia individual de cada doente. Atualmente, as radiografias simples são consideradas de pouca utilidade no diagnóstico de defeitos do seio frontal. O método de investigação padrão de ouro é a tomografia axial computorizada (TAC). Para visualizar todas as caraterísticas anatómicas com precisão, recomenda-se a obtenção de reconstruções coronais, sagitais e tridimensionais de TC. As imagens axiais são realizadas preferencialmente para uma melhor visualização das paredes anterior e posterior do seio frontal. Ao diagnosticar a fratura, nas imagens do plano axial podem ser visualizadas as possíveis luxações. Nas imagens coronais, o assoalho do seio e o teto da órbita podem ser avaliados. As imagens sagitais podem ser úteis para avaliar a permeabilidade do recesso frontal. A lesão do ducto nasofrontal é sugerida quando a tomografia computadorizada demonstra envolvimento da base do seio frontal ou do complexo etmoidal anterior, ou de ambos [10].

Após um estudo atento das imagens de TC em três planos, o cirurgião fica a conhecer as dimensões exactas dos seios frontais do doente e o número, localização e orientação dos defeitos ósseos [4, 10]. Com base no exame físico e nos resultados da TAC, são elaboradas outras tácticas cirúrgicas.

CAPÍTULO 4

Condições que exigem a reconstrução do seio frontal

A integridade das paredes do seio frontal pode ser destruída devido a várias condições:

1. Traumatismo

As lesões do seio frontal são relativamente pouco frequentes, representando apenas 5% a 15% das lesões maxilofaciais. 75% dos doentes com fratura do seio frontal terão fracturas faciais associadas. Quando presente, o traumatismo do seio frontal com fracturas do osso frontal subsequentes ocorre em resultado de lesões de alta velocidade em acidentes de viação, agressões, quedas ou outros traumatismos contundentes. O seio frontal é protegido por osso cortical espesso, da sua parede anterior, e é mais resistente à fratura do que qualquer outro osso facial [4, 5]. As fracturas da mesa anterior com deslocamento mínimo não requerem intervenção cirúrgica. As fracturas mais complexas da mesa anterior: deprimidas mais de 6 mm ou com cominuição, irão provavelmente requerer uma redução aberta utilizando uma incisão coronal. Raramente, a obliteração do seio frontal pode ser necessária quando estão presentes lesões graves da mucosa (4). As fracturas isoladas da parede posterior do seio frontal e do recesso frontal são raras. Cerca de 33% dos doentes que apresentam fracturas da mesa posterior têm uma fuga de líquido cefalorraquidiano (LCR) associada [6].

3. *Mucocele*

A mucocele do seio frontal pode ser a causa do defeito ósseo. A produção local de factores de reabsorção óssea, como as prostaglandinas, a interleucina 1 e o fator de necrose tumoral, foi identificada na interface entre a mucocele e o osso. A expansão do seio e o defeito ósseo também ocorrem devido ao efeito direto da pressão positiva dentro da mucocele [7, 47].

4. *Osteoma*

O osteoma do seio frontal na maioria dos casos é assintomático, exceto quando é suficientemente grande para causar uma deformidade cosmética ou bloquear o fluxo de saída do seio [7]. O tratamento do osteoma do seio frontal depende da sua localização. Antes da era endoscópica, a abordagem externa era a única técnica utilizada no tratamento cirúrgico do osteoma do seio frontal. Atualmente, a cirurgia endoscópica endonasal tornou-se uma alternativa válida em alguns casos particulares, de osteoma localizado medialmente e osteoma localizado na porção inferior da parede posterior do seio [51].

5. *Pneumosinus dilatans*

Pneumosinus dilatans é uma condição rara caracterizada pela expansão benigna de um seio aerado para além da margem normal do osso frontal [7]. É geralmente assintomática e é diagnosticada apenas quando uma deformidade óssea é visível.

6. *Tumor de Pott*

Normalmente, surge como uma complicação rara mas grave da sinusite crónica ou de um traumatismo craniano. Trata-se de um abcesso subperiosteal do osso frontal associado a osteomielite. Existe um risco potencial elevado de complicações intracranianas, incluindo trombose da veia cortical, abcesso epidural, empiema subdural e abcesso cerebral [7, 8].

7. *Defeitos pós-operatórios*

Os defeitos ocorreram após abordagens cirúrgicas neurológico-transfaciais, abordagem de Lynch - Howarth, trepanopuntura. Promovem a disseminação de uma infeção do seio frontal para estruturas anatómicas adjacentes e podem resultar numa deficiência estética.

CAPÍTULO 5

Cirurgia reconstrutiva

Por cirurgia reconstrutiva do seio frontal entende-se a correção cirúrgica de defeitos dos tecidos moles e duros das paredes do seio frontal, incluindo a implantação ou substituição de estruturas defeituosas, com vista ao restabelecimento da função e da anatomia estética da região afetada.

Os principais objectivos da cirurgia reconstrutiva são: restaurar tecidos e funções ausentes ou anormais, melhorar ou restaurar a simetria e a aparência facial, melhorar o bem-estar social e psicológico e limitar a gravidade e a taxa de complicações [9].

A cirurgia reconstrutiva está associada a alguns riscos, influenciados por: presença de doença sistémica grave coexistente, anatomia óssea e/ou dos tecidos moles anormal ou inadequada, presença de doença no osso e/ou nos tecidos moles, presença de infeção, gravidade e extensão da deformidade, cicatrização inadequada secundária a trauma ou cirurgia anterior e antecedentes cirúrgicos [9].

CAPÍTULO 6

Abordagens cirúrgicas para a reconstrução do seio frontal

A escolha de uma abordagem depende diretamente do tipo e da localização da patologia. Para deformidades do seio frontal e defeitos ósseos, a abordagem externa é a mais preferível. Permite uma visão alargada do campo cirúrgico, proporcionando um melhor controlo visual e melhorando a precisão das manipulações cirúrgicas.

A abordagem preferida é o retalho coronal osteoplástico. Minimiza a cicatriz facial, proporcionando os resultados estéticos mais desejáveis, exceto em doentes calvos ou com calvície. A linha de incisão é localizada 4 centímetros atrás da linha do cabelo com extensões pós-auriculares bilateralmente. As extensões pós-auriculares diminuem o risco para o ramo frontal do nervo facial em pacientes reoperados. A incisão pode ser efectuada em linha reta (Figura 3.) ou como uma incisão sinusoidal ou em ziguezague, o que permite uma melhor camuflagem da cicatriz após a cicatrização. Se for necessária uma operação secundária, é preferível efetuar a incisão através da cicatriz da incisão anterior.

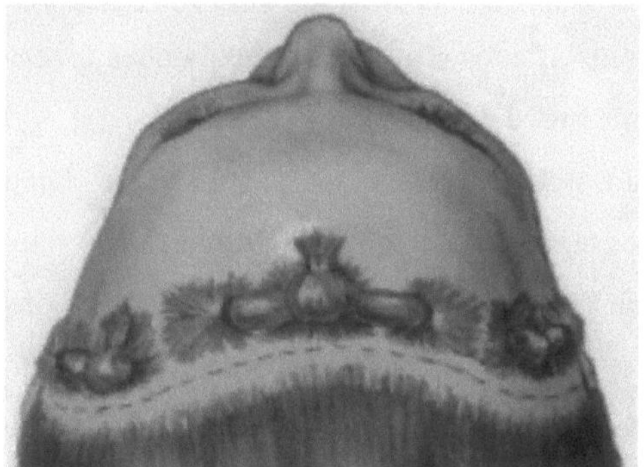

Figura 3. Incisão coronal bitempotal [11]

Existem várias outras abordagens para aceder ao seio frontal, utilizadas com menos frequência devido à elevada visibilidade das cicatrizes, à pior visão geral do campo cirúrgico e à fraca componente estética.

Após a incisão e descolamento e elevação do tecido aponurótico e do pericrânio, preservando os nervos supraorbitário e supratroclear, realiza-se uma craniotomia bifrontal para acesso às paredes posterior e inferior da cavidade e desbridamento do seio. Antes de toda a parede anterior do seio frontal ser removida, vale a pena fixar miniplacas sobre ela e fazer furos no crânio para combinar com essas placas, pois isso tornará sua substituição no final do procedimento não só mais precisa, mas também mais rápida [14].

As fracturas da tábua anterior cominutivas e profundamente deslocadas, as fracturas da tábua posterior e os defeitos ósseos osteolíticos resultantes de mucocele requerem um desbridamento completo do seio frontal e uma maior obliteração. É geralmente efectuado com uma broca rotativa e curetas manuais. É de importância vital remover toda a mucosa de todo o seio frontal antes da obliteração do seio, porque quaisquer restos aumentam o risco de formação de mucocele. Todas as paredes ósseas, incluindo a parede posterior da placa frontal anterior, devem ser perfuradas com uma broca de diamante para garantir que toda a mucosa foi removida. Deve-se ter cuidado para não entrar na órbita, pois o assoalho do seio frontal pode ser muito fino [15].

Nos casos de fratura da mesa posterior, toda a parede óssea posterior tem de ser removida. O tecido cerebral necrótico é excisado e a reparação da dura-máter é concluída, geralmente com fáscia temporal ou materiais de substituição dural alogénicos e cola de tecido. Os bordos ósseos afiados e outras irregularidades ósseas do osso frontal interno são alisados com uma broca de diamante [1, 13].

Quando o desbridamento estiver concluído, pode ser efectuada a obliteração. Uma variedade de materiais autólogos e sintéticos tem sido usada para a obliteração do seio. No entanto, a gordura é a mais preferida, porque é facilmente obtida e dá bons resultados [4, 11]. Antes da obliteração, é importante o fechamento do ducto frontonasal para evitar a comunicação do seio com a cavidade nasal e conseqüente desenvolvimento de processo infecioso. O seio frontal pode ser vedado da via aérea nasal por everção da mucosa sinusal remanescente para dentro do nariz e da via de saída nasofrontal, uma lâmina de fáscia lata ou fáscia temporal [14].

Após a obliteração e selagem do seio da cavidade nasal e do ambiente, a parede anterior é reconstruída. Para o efeito, podem ser utilizados fragmentos ósseos da parede anterior, micromalha de titânio ou próteses sintéticas como o cimento de hidroxilapatite. Todos os elementos referidos anteriormente são fixados à calvária por fragmentos de micromalha de titânio e parafusos de titânio e o pericrânio e o retalho coronal são suturados. Podem ser colocados drenos para reduzir a probabilidade de hematoma. Como o retalho ósseo anterior é propenso a infecções, deve ser prescrita antibioterapia profiláctica. É colocada uma ligadura apertada para evitar a formação de hematoma entre o retalho e a placa óssea [1, 4,10].

CAPÍTULO 7

CASE 1.

RECONSTRUÇÃO DO SEIO FRONTAL APÓS FRACTURA POR DEPRESSÃO DO OSSO FRONTAL EM CONSEQUÊNCIA DE UM TRAUMATISMO

Relato de caso

Homem de 24 anos procurou a clínica de otorrinolaringologia em abril de 2017 devido a dor facial, secreção purulenta e fétida através das feridas pós-traumáticas e pós-operatórias acima da projeção do seio frontal e da glabela, e extrusão de grampo de titânio através das feridas (Figura 1).

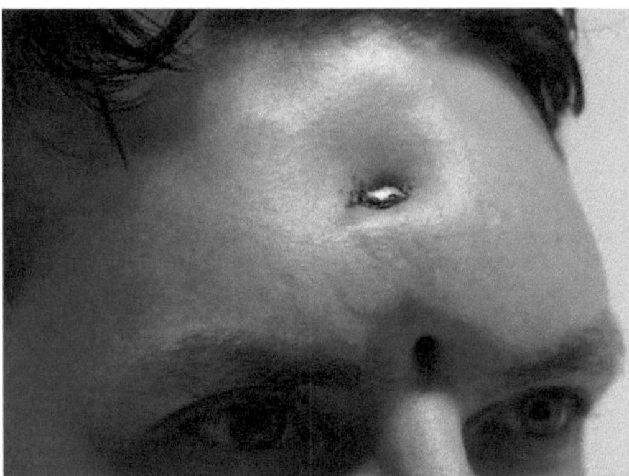

Figura 1. Extrusão da pinça de titânio através das feridas pós-operatórias.

Para esclarecer e clarificar o ponto de vista sobre este caso, deve ser discutida a anamnese pormenorizada do doente.

Anamnese

Em setembro de 2013, o doente sofreu um traumatismo craniano que resultou numa fratura cominutiva em depressão do osso frontal, fratura bilateral das paredes anterior e posterior dos seios frontais, fratura bilateral das margens orbitais inferiores e múltiplas fracturas cominutivas do etmoide, da lâmina cribrosa, da crista galli e dos ossos nasais. O doente deu entrada no hospital em estado crítico, a escala de coma de

Glasgow (ECG) era de 11 e havia liquorreia. Na tomografia computorizada (TC) foi observada fratura cominutiva em depressão do osso frontal com fragmentos ósseos num lobo cerebral frontal, fracturas cominutivas do etmoide e dos ossos nasais e contusão hemorrágica do lobo cerebral frontal. De acordo com as indicações vitais, foi efectuada uma cirurgia urgente

Foi indicada a abordagem externa. Foi realizada osteossíntese do osso frontal com grampos de titânio, obliteração do seio frontal com material adiposo autólogo e plastia da dura-máter com enxerto colhido da fáscia lata através de incisão coronal bitemporal. A ferida pós-traumática na testa também foi fechada. Na TAC realizada no dia seguinte à cirurgia não foram detectados fragmentos ósseos intracranianos, a fratura deprimida do osso frontal foi reposicionada e reconstruída com grampos de titânio e foi detectado conteúdo nos seios paranasais. No pós-operatório, o doente recebeu terapêutica antibacteriana intravenosa com cetriaxona 2,0 g duas vezes por dia e metronidazol 500 mg três vezes por dia. 12 dias após a cirurgia, o doente, em estado estável, teve alta do hospital para continuar o tratamento no domicílio.
Em novembro de 2013, o doente apresentou-se no hospital devido a liquorreia. Na TAC, o ar na parte superior do seio frontal e no subcutâneo comunica com o ar intracraniano acima do lobo cerebral frontal direito. Foram também observados defeitos ósseos no pavimento do seio frontal que comunicam com as células etmoidais. Para fechar os defeitos no pavimento do seio frontal e impedir o desenvolvimento de pneumocrânio, foi efectuada uma plastia cirúrgica planeada da base do crânio e da dura-máter. 7 dias após a cirurgia, o doente teve alta hospitalar num estado satisfatório e estável. Um mês depois, em dezembro de 2013, a liquorreia reapareceu, desta vez através da ferida primária pós-traumática. Foi feita a drenagem lomboperitoneal para cessar a liquorreia. 4 dias após a cirurgia, o paciente recebeu alta em estado estável e sem queixas.

Em setembro de 2016, o paciente foi hospitalizado com urgência e queixou-se de secreção purulenta da fístula acima da localização topográfica do seio frontal.

Episódios de hospitalização semelhantes foram documentados anteriormente. Foi colhido esfregaço para análise microbiológica do corrimento. Foi iniciada terapêutica antibacteriana do processo infecioso com Ceftriaxone 2,0 g endovenoso uma vez por dia, para minimizar a inflamação e a dor foi prescrita Dexametasona 12 mg uma vez por dia e Diclofenac 75 mg três vezes por dia.

Investigação na clínica

Em abril de 2017, foram efectuadas as investigações necessárias para o diagnóstico e o planeamento e preparação da cirurgia. Foi recolhido um esfregaço da descarga da ferida acima do seio frontal para análise microbiológica e deteção da sensibilidade aos antibióticos. Foi detectado no material biológico Staphylococcus capitis sensível a todo o espetro de antibióticos testados. Foi prescrita terapêutica antibacteriana com Ciprofloxacina 500 mg duas vezes por dia para reduzir o processo inflamatório e as complicações associadas durante o processo cirúrgico. Na tomografia computorizada, foi visualizado um defeito ósseo na parede anterior do seio frontal parcialmente coberto com múltiplos grampos de titânio (Figura 2.), arejamento do seio frontal apesar da obliteração prévia (Figura 3., 4.) e defeito ósseo bilateral na parede posterior dos seios frontais (Figura 4.). Seios maxilares, esfenoidais e etmoidais arejados, sem conteúdo. Com base nas queixas do paciente, achados objetivos e tomográficos foi indicado tratamento cirúrgico.

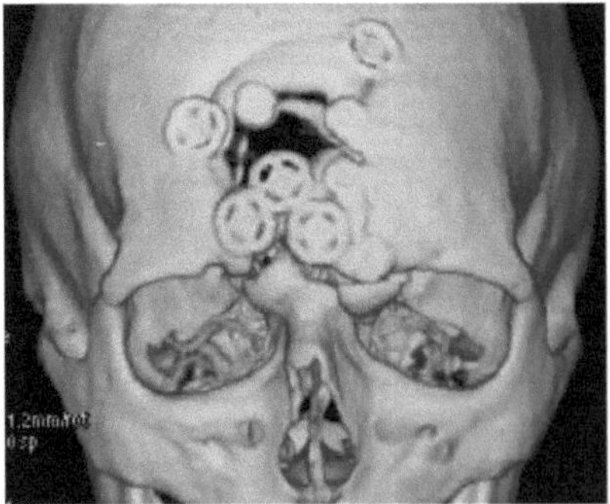

Figura 2. Tomografia computadorizada coronal em reconstrução. Defeito na parede anterior do seio frontal parcialmente coberto por múltiplos grampos de titânio.

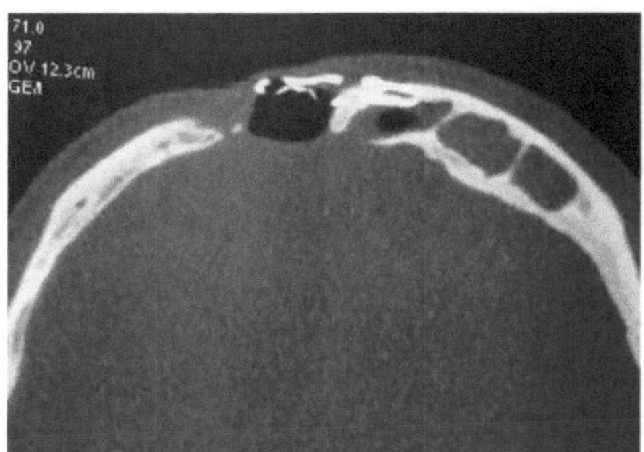

Figura 3. Tomografia computadorizada axial. Aeração do seio frontal, defeito ósseo na parede posterior do seio frontal.

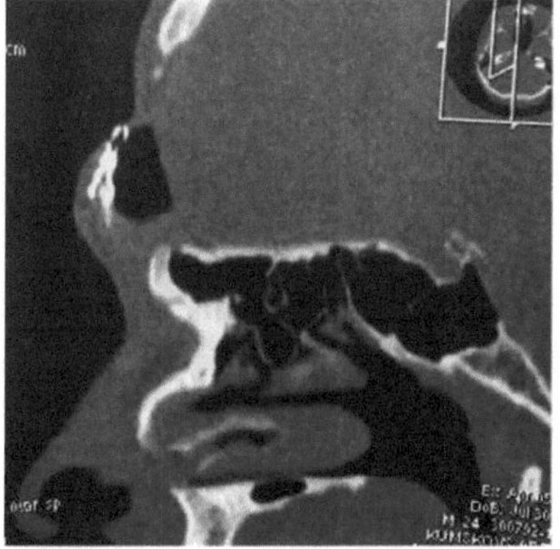

Figura 4. Tomografia computadorizada sagital. Defeito ósseo em parede posterior do seio frontal, aeração do seio frontal e cobertura incompleta de sua parede anterior.

Cirurgia

Em julho de 2017, o doente apresentou-se na clínica para cirurgia planeada por via externa. Foi feita infiltração subcutânea com anestésico. A incisão coronal bitemporal foi feita ao longo da mesma linha que havia sido feita em 2013. A pele, o tecido aponurótico e o pericrânio foram descolados e elevados, preservando os nervos supraorbitário e supratroclear. A pele e o periósteo acima da glabela e do terço superior da pirâmide nasal também foram descolados. Após o descolamento do osso frontal, foram visualizados grampos de titânio fixando fragmentos ósseos e o defeito ósseo descolado com conteúdo purulento no seio visto através dele (Figura 5.).

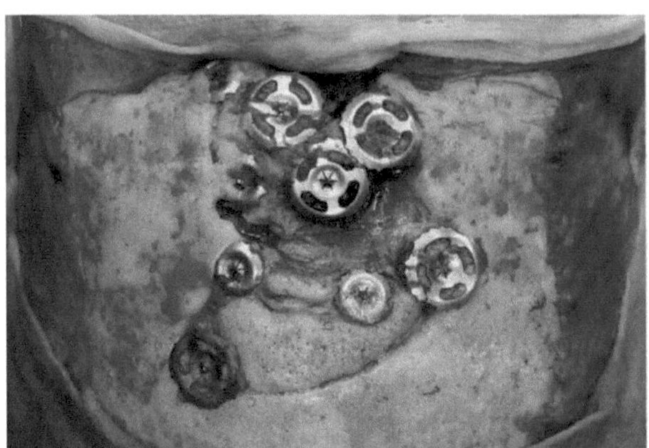

Figura 5. Fragmentos ósseos da fratura deprimida do osso frontal fixados por grampos de titânio. Defeitos não cobertos na parede anterior do seio frontal.

Para efetuar um desbridamento total dos seios frontais, foram removidas todas as pinças de titânio. Dez grampos foram removidos num processo de cirurgia (Figura 6.).

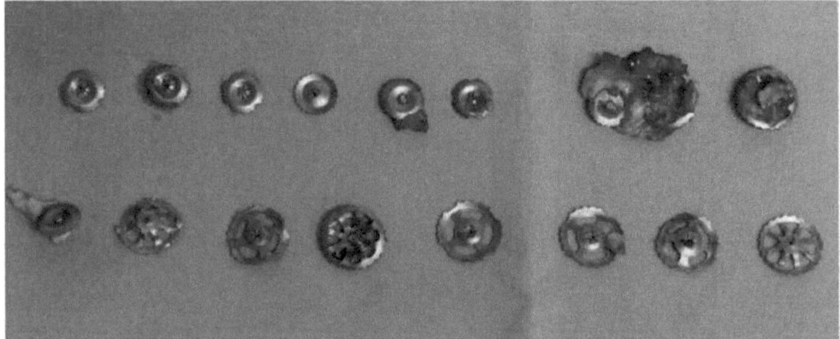

Figura 6. Pinças de titânio removidas do osso frontal.

Foi removido todo o conteúdo purulento, restos do material adiposo utilizado para obliteração do seio e múltiplos sequestros ósseos, formados devido à infeção contínua e processo inflamatório no seio frontal (Figura 7.).

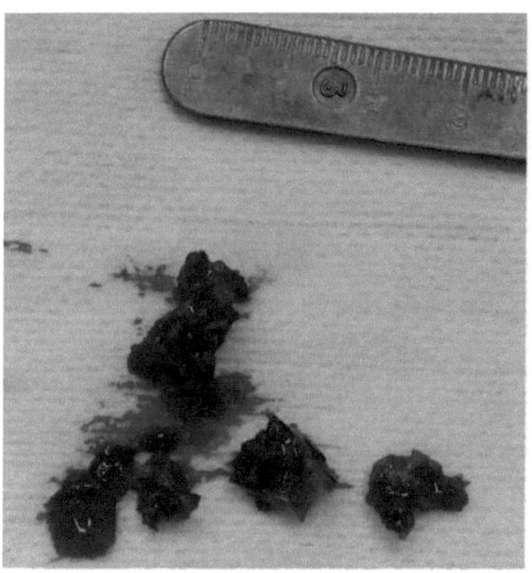

Figura 7. Sequestros ósseos removidos do seio frontal.

Em seguida, foi realizado o desbridamento completo da cavidade frontal, utilizando-se broca e cureta para este fim. Foi visualizada a abertura do recesso frontal, com especial cuidado para não lesar a parede posterior do seio frontal, pois não havia cobertura óssea, apenas enxerto fascial partia do seio a partir da dura-máter. Após o desbridamento da cavidade, toda a mucosa e o fragmento ósseo necrótico foram removidos, o seio foi irrigado com Ciprofloxacina e as bordas do defeito ósseo foram polidas com broca de diamante. Foi colhida amostra do conteúdo mucoso do seio para exame histológico, que mostrou reação inflamatória com infiltração de plasmócitos, linfócitos e leucócitos eosinófilos no tecido estromal, o que aprovou o diagnóstico de sinusite crônica. O revestimento mucoso do recesso frontal foi descolado do osso e invertido na direção da cavidade nasal para obliterar o recesso frontal e impedir a comunicação do seio frontal com a cavidade nasal (Figura 8.).

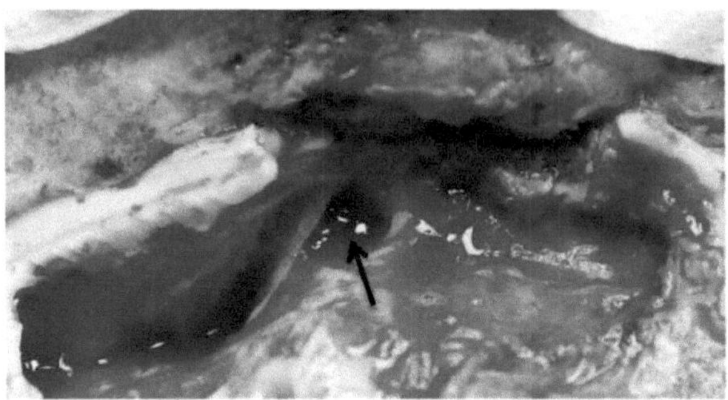

Figura 8. Entrada do recesso frontal no seio frontal (na seta).

Para a obliteração do seio foi utilizado material de gordura abdominal autóloga. Após a obliteração, o defeito ósseo foi coberto por fragmento ósseo e micromalha de titânio fixada por parafusos de titânio (Figura 9.).

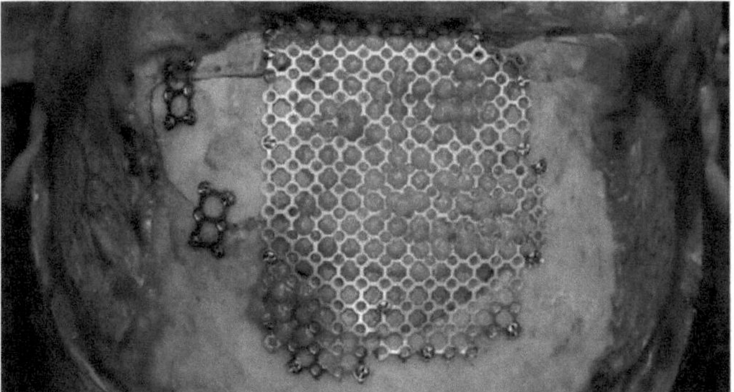

Figura 9. Seio frontal obliterado com defeito ósseo frontal coberto por fragmento ósseo e micromalha de titânio fixada por parafusos de titânio.

A pele e as camadas aponeuróticas previamente destacadas foram levantadas para trás e uma incisão coronal bitemporal foi fechada com suturas separadas. A drenagem foi inserida na ferida pós-cirúrgica. Posteriormente, foram ressecadas as margens cicatrizadas da ferida, através das quais os grampos de titânio tinham saído antes da operação. As margens foram fechadas com suturas intermitentes, não se observando tensão nos tecidos (Figura 10.).

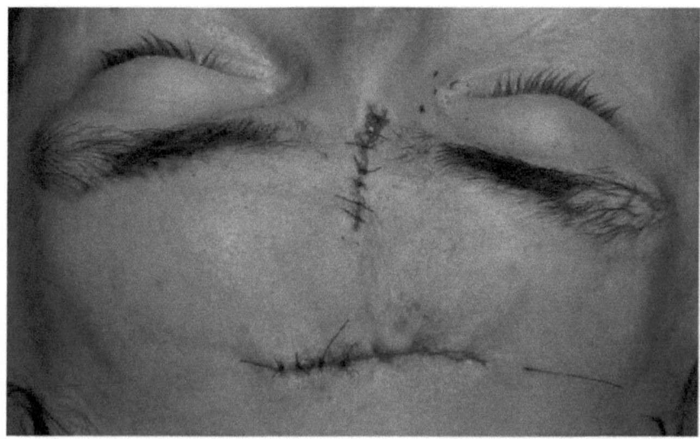

Figura 10. O fecho das feridas resultou da extrusão da pinça de titânio.

Cuidados pós-operatórios

No primeiro dia após a cirurgia, o doente sentia-se bem. Foi prescrito tratamento pós-operatório, para minimizar o risco de possíveis complicações e desconforto. Foi prescrita terapêutica antibacteriana com Ciprofloxacina 200 mg por via intravenosa duas vezes por dia e Metrogil 100 duas vezes por dia para evitar infeção pós-operatória. Foi prescrita Dexametazona 8 mg. uma vez por dia. O alívio da dor foi controlado com injecções musculares de cloridrato de petidina 50 mg/ml e diclofenac sódico 3 g. Foi prescrito Zopiclone 7,5 mg por via oral para dormir melhor.

Cinco dias após a cirurgia, o doente teve alta da clínica para continuar o tratamento em casa. Continuou a terapêutica antibacteriana com Ciprofloxacina 500 g por via oral, duas vezes por dia, durante 10 dias. Em caso de dor, foi prescrito diclofenac de sódio 7,5 mg por via oral. Na consulta de controlo, três dias mais tarde, o doente não apresentava queixas, as feridas cicatrizavam primariamente. Nas visitas de controlo 2 semanas, um mês e três meses após a cirurgia, o doente não apresentava queixas.

Na tomografia computadorizada de controle, quatro meses após a cirurgia, foi visualizado seio frontal obliterado, sem sinais de inflamação (Figura 11). Não foi detectada aeração do seio frontal, comprovando a ausência de comunicação do seio com a cavidade nasal.

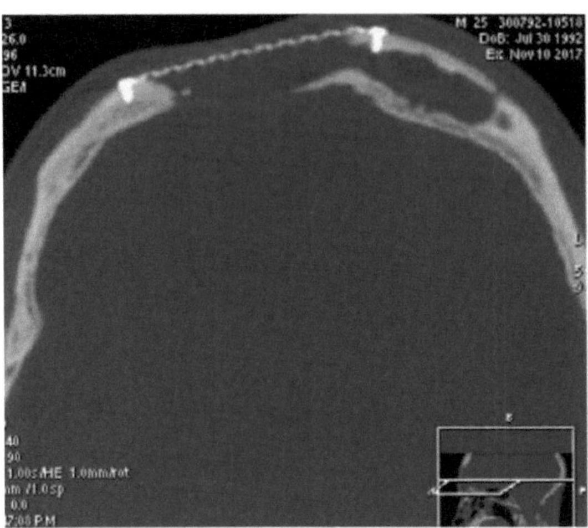

Figura 11. Tomografia Axial Computadorizada. Parede anterior do seio frontal reconstruída por micromalha de titânio fixada por parafusos. Seio frontal completamente obliterado, sem aeração visualizada.

Discussão

As fracturas do osso frontal são raras e mais frequentemente observadas nos homens, devido à maior predisposição para o traumatismo. Se for detectada uma depressão ou laceração grosseira na crista supra-orbitária, na glabela ou na parte inferior da testa, deve suspeitar-se de uma fratura do osso frontal. As lacerações devem ser examinadas cuidadosamente para determinar se estão presentes quaisquer degraus ósseos. Para confirmar o diagnóstico, deve ser efectuada uma TAC [7]. Nas imagens axiais podem ser avaliados a localização, a gravidade e o grau de cominuição das fracturas da mesa anterior e posterior. Além disso, a impactação nasoetmoidal e o estado do sistema lacrimal podem ser avaliados. As imagens coronais demonstram melhor as fracturas do pavimento do seio frontal, do teto orbital e das paredes. Nas vistas sagitais, a via de saída nasofrontal é melhor visualizada. As reconstruções de imagens tridimensionais fornecem excelentes representações pictóricas dos padrões de fratura e da posição dos segmentos principais [3].

Normalmente, as fracturas do osso frontal são acompanhadas por outras fracturas dos ossos faciais, como se verificou neste doente. Cerca de 59% destes doentes podem apresentar traumatismo orbitário. Um grande número de pacientes pode apresentar fraturas associadas do complexo naso-órbito-etmoidal e da face média, podendo envolver fraturas do ducto nasofrontal. Nos casos em que a mesa posterior do seio frontal é fracturada com consequente lesão da dura-máter, pode ocorrer rinorreia do líquido cefalorraquidiano [10].

O tratamento da fratura depende da sua localização, do grau de deslocamento e da lesão das estruturas adjacentes. As fracturas do seio frontal que se restringem à parede anterior não requerem exploração, a menos que haja um defeito cosmético significativo. As fracturas não deslocadas da parede posterior, sem complicações como a fuga de líquido cefalorraquidiano, também são tratadas de forma conservadora [7]. As fracturas cominutivas e deprimidas do seio frontal envolvendo as paredes anterior e posterior são melhor abordadas através de uma incisão coronal bitemporal [4, 10]. Nas fracturas cominutivas da parede posterior e nas que se situam perto do ducto frontonasal, deve ser realizada a cranialização do seio frontal com remoção da parede posterior, juntamente com toda a mucosa. É necessária uma obliteração adicional do seio [7].

Como o paciente se apresentou à clínica quatro anos após o trauma e teve três cirurgias prévias, no escopo deste relato de caso é discutida a cirurgia de um período pós-traumático agudo. Durante o episódio em 2017, o doente queixou-se de dor facial, secreção purulenta e fétida através das feridas pós-traumáticas e pós-operatórias acima da projeção do seio frontal e da glabela, e extrusão de grampos de titânio através das feridas. Com base nas queixas mencionadas, os principais objectivos da cirurgia foram restringir e eliminar a infeção, prevenir a sua recorrência e alcançar um resultado estético satisfatório. No caso descrito, a escolha de uma abordagem cirúrgica externa foi óbvia devido ao tamanho da patologia, ao número de grampos de titânio a serem removidos e à necessidade de uma ampla visualização do campo cirúrgico. A incisão foi efectuada ao longo da cicatriz de cirurgias anteriores, de modo a evitar cicatrizes suplementares. Todos os grampos de titânio foram retirados e foi realizada craniotomia frontal para acesso ao interior do seio frontal. Para eliminação do processo infecioso foi efectuado um desbridamento completo do seio. Quando o desbridamento inicial é realizado, fragmentos de osso saudável podem ser preservados para cobertura parcial do defeito.

Em caso de remoção negligente de sequestros ósseos e de alteração patológica da mucosa do seio, o local da infeção mantém-se ativo e suspeita-se de recorrência da inflamação. Para evitar uma recaída, a comunicação do seio frontal com a cavidade nasal também deve ser fechada. Os óstios do seio podem ser cobertos com enxerto de músculo ou de fáscia. Neste caso, procedeu-se à evertigação da mucosa do seio remanescente para o nariz e para o trato de saída nasofrontal.

Para cobrir o defeito num osso frontal foi escolhida a micromalha de titânio. É a melhor escolha para reconstruir a parede anterior quando o defeito é grande [7]. Tem muitas vantagens na reconstrução tridimensional. A micromalha é fina e simultaneamente suficientemente forte, com risco mínimo de contorno através da pele [17]. Como é facilmente dobrada e aparada, é possível ajustar a micromalha a defeitos de diferentes formas e tamanhos, o que permite restaurar o defeito e replicar uma anatomia muito mais próxima da original. A malha proporciona uma boa drenagem e o crescimento do tecido mole nos poros da malha promove a sua integração na área do defeito. Apresenta também uma baixa taxa de infeção e de complicações pós-operatórias [16]. De acordo com o tamanho considerável do defeito, a tela foi o material mais favorável a ser utilizado neste caso. A forma do osso frontal foi reproduzida de forma muito semelhante à sua anatomia natural. Para minimizar o risco de desenvolvimento de complicações pós-operatórias precoces, como sinusite ou meningite, foi prescrito um curso de terapia antibacteriana e anti-inflamatória.

Como resultado, a cessação da infeção acompanhada da consequente destruição óssea e um resultado estético satisfatório foram alcançados como planeado. O acompanhamento cuidadoso deste paciente continua. Está prevista uma TAC de controlo seis meses após a cirurgia.

Conclusão

A reconstrução do seio frontal continua a ser um desafio para os cirurgiões. Os resultados funcionais ou estéticos são de importância vital. Nos casos em que a restauração da função é impossível, o principal objetivo é evitar o desenvolvimento de complicações. Dependendo do tipo de fratura e das estruturas anatómicas envolvidas, pode ser necessária a cooperação de uma equipa multidisciplinar para obter o melhor resultado.

CAPÍTULO 8

CASE 2.

PROCEDIMENTO DE RETALHO OSTEOPLÁSTICO E OBLITERAÇÃO DO SEIO EM PACIENTE COM COMPLICAÇÕES PÓS-OPERATÓRIAS DE FRONTOETMOIDITE CRÓNICA

Introdução

O tratamento cirúrgico da sinusite frontal crónica é um procedimento complexo que exige um bom conhecimento da anatomia sinusal e competências cirúrgicas adequadas. O principal objetivo da cirurgia é aliviar o bloqueio do complexo osteomeatal, restaurar a via de drenagem sinusal e a ventilação normal e reduzir o risco de episódios recorrentes de sinusite e complicações [18].
A abordagem cirúrgica da frontoetmoidite deve ser escolhida de acordo com as caraterísticas anatómicas específicas dos doentes, devido à grande variabilidade anatómica da estrutura do seio frontal e às competências profissionais do cirurgião. Hoje em dia, a cirurgia endoscópica funcional dos seios paranasais (FESS) tornou-se a abordagem cirúrgica mais utilizada para o tratamento da sinusite crónica, por ser uma técnica minimamente invasiva, em comparação com as abordagens externas, bem como por causar menos desconforto pós-operatório ao paciente [18]. A correta seleção dos pacientes para o procedimento de FESS é a chave para o sucesso da cirurgia [19]. A localização do processo inflamatório determina se a FESS é a ferramenta cirúrgica apropriada para o paciente em particular.

No entanto, a aplicação da FESS continua a ser limitada devido às competências e ao grau de formação insuficientes dos cirurgiões e à falta de equipamento técnico especial nas clínicas, o que leva a uma aplicação ainda mais inadequada da cirurgia dos seios nasais na abordagem endonasal ou externa, com um risco mais elevado de resultados cirúrgicos negativos e de aparecimento de complicações pós-operatórias. No entanto, em alguns casos particulares, as técnicas externas são preferidas.

Relato de caso

Mulher de 64 anos procurou a clínica de otorrinolaringologia em abril de 2016 devido a dor facial e sensação de pressão na região frontal esquerda, dores de cabeça, processos inflamatórios subcutâneos recorrentes acima da sobrancelha esquerda e pressão orbital. A doente sofre de frontoetmoidite crónica sem resolução, com queixas recorrentes, há seis anos. Foi submetida a múltiplos cursos de terapia antibacteriana sem dinâmica positiva. Na anamnese, foi submetida a dacriocistostomia, ressecção do corneto médio esquerdo e revisão do recesso frontal de Irft em 2011. A paciente também tinha três cirurgias sinusais funcionais na anamnese. Em julho de 2012 foi submetida a cirurgia funcional dos seios paranasais e trepanopuntura do seio frontal esquerdo. Em junho de 2014, foi submetida à frontoetmoidectomia externa do seio frontal esquerdo com abordagem de Lynch-Howarth, onde a parede anterior do seio frontal foi removida.

Ao exame endoscópico da cavidade nasal, o paciente apresentava mucosa hiperemiada no meato nasal médio esquerdo, com crostas na mucosa e tecido cicatricial na região do recesso frontal. De acordo com as queixas do paciente e os achados clínicos, foi indicada a realização de tomografia computadorizada (TC) dos seios paranasais. A TC mostrou anatomia complexa do seio frontal esquerdo, que incluía um seio comum e três cavidades acessórias separadas por septos ósseos. Foi visualizada opacificação do seio frontal esquerdo (Figura 1.) com descarga de conteúdo sinusal para o espaço subcutâneo através de defeito ósseo na parede anterior do seio frontal após cirurgia funcional prévia do seio (Figura 2.).

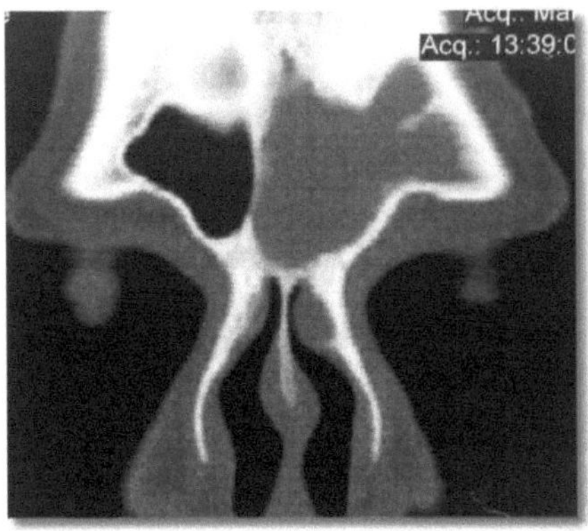
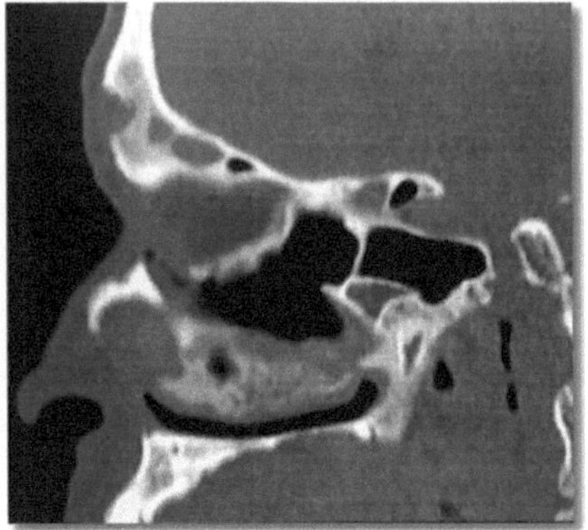

Figura 1. Seio frontal esquerdo opacificado.
Figura 2. Defeito ósseo na parede anterior do seio frontal esquerdo após frontoetmoidotomia externa prévia.

O doente foi medicado com antibióticos durante duas semanas, sem melhoria dos sintomas. De acordo com os achados clínicos e radiológicos, foi decidido efetuar uma cirurgia do seio frontal com a consequente obliteração do seio frontal e uma osteossíntese da parede anterior do seio frontal para reduzir o risco de recorrência da complicação.

A abordagem externa foi a única forma possível de aceder ao seio frontal neste caso específico e de obter uma visão alargada do campo cirúrgico. Foi realizado o procedimento de retalho osteoplástico através de incisão coronal bitemporal. A pele, o tecido aponurótico e o pericrânio foram descolados e elevados, preservando os nervos supraorbitário esquerdo e supratroclear esquerdo. Foi visualizada secreção purulenta através do defeito na parede anterior do seio frontal, resultante de frontoetmoidotomia externa prévia (Figura 3.).

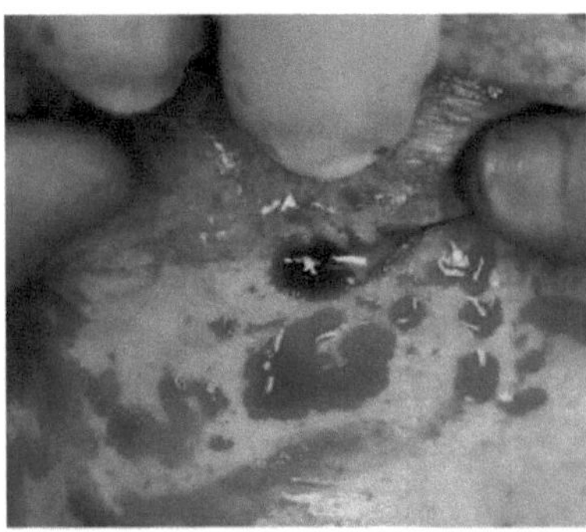

Figura 3. Descarga purulenta através do defeito na parede anterior do seio frontal.

O conteúdo purulento do seio frontal esquerdo foi evacuado. Para efetuar a revisão do seio frontal, foi realizada a osteotomia com broca, os septos das cavidades frontais acessórias e a parede anterior do seio frontal foram removidos (Figura 4.).

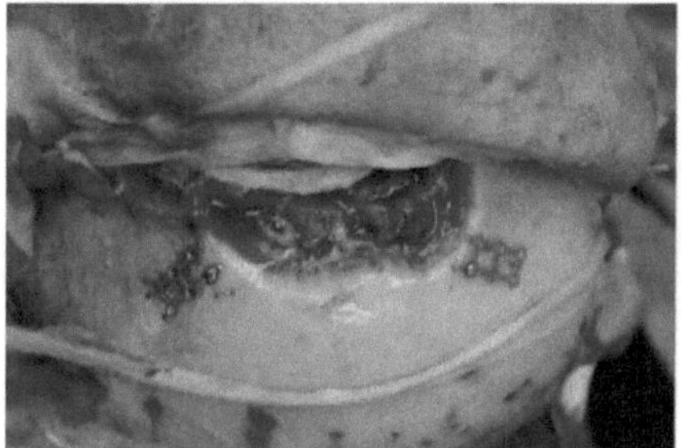

Figura 4. Parede anterior do seio frontal removida

A mucosa patologicamente alterada e a ossificação da cavidade do seio foram visualizadas. Para preparar o seio para a obliteração, o revestimento patológico da mucosa foi removido e todas as paredes ósseas do seio foram desbridadas com broca de diamante e uma cureta. Em seguida, o recesso frontal foi coberto com enxerto de fáscia temporal, para evitar a comunicação do seio frontal com a cavidade nasal. Em seguida, o seio frontal foi obliterado com material adiposo autólogo da região periumbilical (Figura 5.).

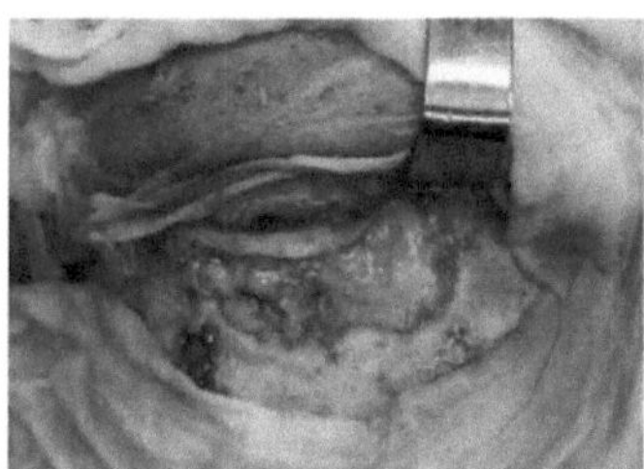

Figura 5. Seio frontal obliterado por material adiposo autólogo

A parede anterior do seio foi reconstruída com cobertura óssea de pacients e cobertura de micromash de titânio fixada por micromash de titânio flexível e parafusos (Figura 6.).

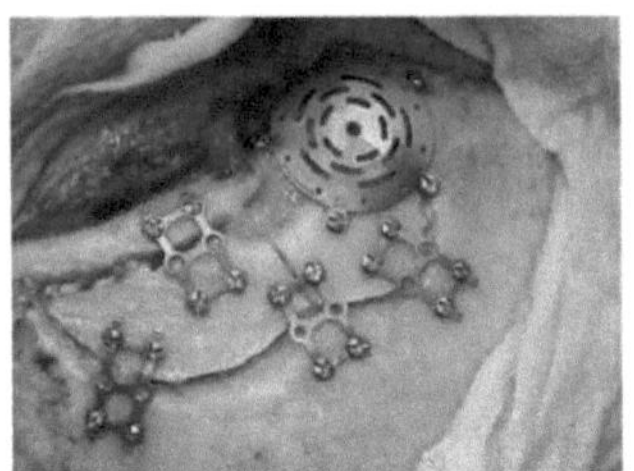

Figura 6. Reconstrução da parede anterior do seio maxilar com cobertura de osso de pacients e cobertura de micromash de titânio.

A pele e as camadas aponeuróticas foram levantadas e uma incisão coronal bitemporal foi fechada com suturas separadas e a drenagem foi inserida na ferida pós-cirúrgica.

Após a operação, foi prescrito ao doente um tratamento antibiótico intravenoso de três dias com Ceftriaxona 2g. uma vez por dia e Metronidazol 100 mg. duas vezes por dia, Dexametazona 8 mg. uma vez por dia. Para analgesia, o doente recebeu Diclofenac de sódio 75 mg por injeção intramuscular duas vezes por dia e Acetaminofeno 100 ml por injeção intravenosa. Três dias após a cirurgia, a doente teve alta da clínica. No período pós-clínico foi-lhe prescrito um curso de antibiótico de uma semana com Ciprofloxacina 500 mg. por via oral duas vezes por dia, Diclofenac sódico 100 mg. por via oral duas vezes por dia e Cinnarizina 25 mg. duas vezes por dia.

Na consulta de controlo, duas semanas após a cirurgia, o doente não apresentava queixas. A ferida cirúrgica cicatrizou bem. Foi indicado um seguimento posterior. Seis meses após a operação, o doente também se sentia bem, sem queixas.

Um ano após a cirurgia, a TAC de controlo não revelou qualquer inflamação no seio frontal esquerdo (Figura 6.). A parede anterior do seio frontal esquerdo não apresentava defeitos e não foi detectada qualquer deslocação ou deformação no material de fixação do micromash (Figura 7.). O doente também não referiu quaisquer queixas.

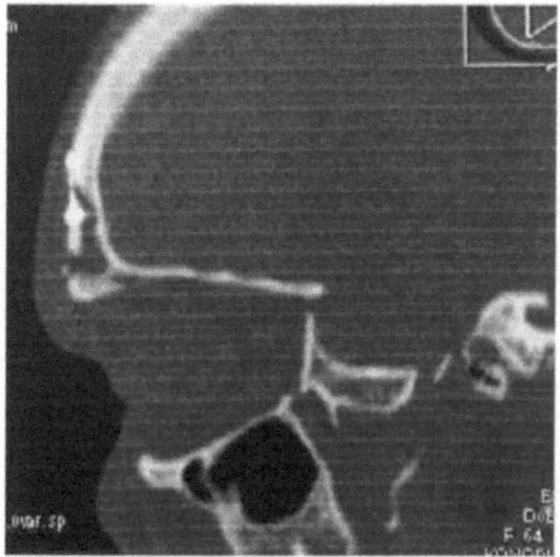

Figura 7. Tomografia computadorizada pós-operatória em plano sagital (um ano após a cirurgia). Parede anterior do seio frontal fixada por micromachado de titânio.

Discussão

A rinossinusite crónica é uma condição comum caracterizada pela presença de dois ou mais sintomas, um dos quais deve ser a obstrução/congestão nasal ou o corrimento nasal (gotejamento nasal anterior/posterior) e o segundo a dor/pressão facial ou a redução ou perda do olfato que dura mais de 12 semanas [22]. Entre os factores causais da sinusite crónica encontram-se as alergias, asma, sensibilidade à aspirina, estados imunocomprometidos, factores ambientais e iatrogénicos [22].

O tratamento inicial da rinossinusite crónica envolve terapia farmacológica com corticosteróides tópicos e orais, irrigação salina, antibióticos, anti-histamínicos e outros medicamentos. Os principais objectivos da terapia farmacológica são a redução do processo inflamatório, a abertura do complexo osteomeatal para permitir a drenagem das secreções retidas nos seios inflamados e reduzir o número de crises [20, 25]. O tratamento cirúrgico é geralmente reservado para os pacientes resistentes à terapia farmacológica adequada [21].

O seio frontal tem uma estrutura anatómica complexa e altamente variável, que é bastante diferente entre os doentes. Comunica-se e drena para a cavidade nasal através do recesso frontal. O recesso frontal é uma passagem estreita, delimitada pela célula do agger nasi anteriormente, pela bula etmoidal posteriormente, pela lâmina papirácea lateralmente e pela porção vertical anterior do corneto médio medialmente. Em caso de processo inflamatório, a irritação e a

o inchaço da mucosa leva a uma rápida obstrução do recesso frontal com o consequente bloqueio da via de drenagem [26].
A abordagem cirúrgica do seio frontal depende das suas caraterísticas anatómicas específicas e da localização e tipo de processo patológico. Atualmente, a cirurgia funcional do seio é amplamente utilizada para o tratamento da sinusite frontal. A cirurgia endoscópica funcional dos seios paranasais (FESS) é uma ferramenta apropriada para a sinusite crónica com múltiplas recidivas, que não respondem à terapia farmacológica, remoção de polipos, mucoceles e tumores, abertura dos óstios sinusais e desobstrução das secreções inspiradas [21]. Proporciona boa visualização do campo cirúrgico, o que garante precisão e permite o alargamento da via de drenagem com o mínimo de dano à mucosa. Além disso, na FESS o risco de complicação e desconforto pós-operatório é reduzido. Exige um mínimo de tamponamento nasal e um curto tempo de recuperação [27].
Alguns doentes com sinusite frontal crónica parecem ter tido a sua doença iniciada pela instrumentação desnecessária do recesso frontal [23]. No caso descrito, o desenvolvimento de sinusite frontal crónica também está relacionado com a instrumentação desnecessária do recesso frontal. Inicialmente, há seis anos, o paciente apresentava obstrução do ducto lacrimal esquerdo, sem queixas e sintomas relacionados à sinusopatia. No entanto, de acordo com as indicações clínicas, a dacriacistorrinostomia foi efectuada juntamente com a excisão do corneto medial e a revisão do recesso frontal, sem indicações clínicas óbvias. Como resultado de intervenções cirúrgicas desnecessárias no seio frontal, surgiu uma formação excessiva de tecidos cicatriciais que resultou na obstrução do recesso frontal, o que perturbou o transporte mucociliar, a drenagem e a pneumatização do seio frontal.

Consequentemente, os sintomas da sinusite frontal tornaram-se persistentes e, devido à ausência de resposta ao tratamento médico, foi decidido efetuar uma cirurgia funcional do seio. Uma vez que a cirurgia foi efectuada por via endonasal sem visualização endoscópica, o desbridamento incompleto do tecido cicatricial foi efectuado e a remoção acidental de mucosa saudável e previamente intacta também foi efectuada. Isto resultou na formação de tecido cicatricial redundante com a consequente obstrução da via de drenagem. Além disso, a fonte primária da infeção não foi erradicada durante a cirurgia, pelo que o conteúdo purulento no seio frontal esquerdo foi recolhido após a cirurgia.

Para efetuar a irrigação e a drenagem do seio frontal doente, decidiu-se utilizar a abordagem externa. Foi escolhida a técnica de Lynch-Howarth. É geralmente efectuada através de uma incisão curvilínea ao longo do canto medial e abaixo da parte medial da sobrancelha [28]. A parede anterior do seio frontal é removida e o seio frontal é introduzido através do seu assoalho e a mucosa de revestimento é curetada. Um stent é colocado no óstio do seio frontal para evitar estenose. O stent é deixado no local por um período de 4 semanas [28]. No entanto, atualmente acredita-se que "A etmoidectomia externa de Lynch-Howarth foi largamente substituída por técnicas endoscópicas, porque aproximadamente um terço dos pacientes que foram submetidos a uma etmoidectomia externa de Lynch-Howarth desenvolvem estenose" [29]. O caso deste paciente comprova esta afirmação. A cirurgia deu resultado positivo em pouco tempo e melhora dos sintomas. Um ano após a cirurgia houve recidiva do processo inflamatório. Como a via de drenagem estava obstruída pelo tecido cicatricial, o conteúdo purulento não foi drenado pela via natural para a cavidade nasal, mas foi descarregado no espaço subcutâneo através do defeito deixado na parede anterior do seio frontal após a cirurgia de Lynch-Howarth.

Para eliminar o processo inflamatório no seio frontal e evitar a recorrência dos episódios de sinusite, optou-se por realizar um procedimento de retalho osteoplástico através de uma incisão coronal bitemporal.

A cirurgia osteoplástica do seio frontal com obliteração da gordura tem uma elevada taxa de sucesso em doentes nos quais o seio frontal não pode ser tratado eficazmente através de uma abordagem endonasal [30]. Na maioria dos casos, o principal objetivo da cirurgia é alargar a via de drenagem do seio, mas em casos com uma elevada possibilidade de recorrência, a injunção com obliteração da via naturalmente estreita é uma escolha para evitar a recorrência [31, 32]. Para este paciente, esta abordagem foi a mais benéfica porque dá uma ampla visualização do campo cirúrgico e permite fazer um desbridamento sinusal de alta qualidade e fechar o defeito na parede anterior do seio frontal. Além disso, essa abordagem dá um bom resultado estético, pois a linha de incisão está localizada 4 centímetros atrás da linha do cabelo, o que é de grande importância para o paciente.

Os resultados pós-operatórios um ano após a cirurgia mostraram uma dinâmica positiva. O acompanhamento cuidadoso deste paciente será continuado.

Conclusões

Intervenções cirúrgicas desnecessárias no seio frontal podem resultar no desenvolvimento de doença sinusal crónica não resolutiva sem resposta ao tratamento farmacológico, como no caso deste doente. A cirurgia deve ser efectuada apenas em casos com indicações específicas, em que conduza a resultados benéficos.

O resultado cirúrgico a longo prazo no tratamento da sinusite depende sobretudo da seleção de uma abordagem cirúrgica adequada e da técnica correta. Este caso particular prova que uma escolha inadequada da técnica cirúrgica resulta num resultado cirúrgico inesperado, numa má qualidade de vida e no desenvolvimento de complicações pós-operatórias.

Apesar da utilização generalizada da FESS no tratamento da sinusite crónica, não é o único método aceitável. Em alguns casos de intervenção cirúrgica repetitiva, a abordagem externa é preferível. O procedimento de retalho osteoplástico com obliteração do seio é adequado para o tratamento das complicações da sinusite crónica e nos casos em que a via de drenagem não pode ser restaurada.

CAPÍTULO 9

CASE 3.

TRATAMENTO CIRÚRGICO DA MUCOCELE LATERAL DO SEIO FRONTAL COM DEFEITOS MÚLTIPLOS DA PAREDE ÓSSEA DO SEIO

Introdução

A mucocele do seio paranasal é uma formação cística preenchida por muco, resultante da obstrução do óstio sinusal. O local mais comum de localização da mucocele é o seio frontal, o que se deve à sua arquitetura anatómica específica e à passagem estreita do recesso frontal. Aproximadamente 70% das mucocele localizam-se num seio frontal [33]. A produção de muco na mucocele leva ao seu alargamento, o que resulta na expansão da cavidade sinusal. Geralmente, afectadas pela pressão, as margens do seio tornam-se finas e frágeis, resultando, por vezes, em defeitos ósseos e na extensão da mucocele para as estruturas anatómicas adjacentes [34]. Nesses casos, a cirurgia craniofacial reconstrutiva deve ser realizada para evitar complicações intracranianas e enfrentar deformidades estéticas [35]. Um caso real desse tipo de processo é descrito a seguir.

O objetivo deste artigo é apresentar um caso clínico de uma mulher de 37 anos de idade com mucocele lateral do seio frontal, resultando em defeitos ósseos nas paredes anterior, posterior e inferior do seio.

Relato de caso

Uma mulher de 37 anos dirigiu-se à clínica privada de medicina estética do Dr. Med. E. Jurshevich, com o objetivo de obter uma consulta com um cirurgião plástico. A mulher queixava-se de uma ligeira ptose bilateral superior, que era mais significativa do lado esquerdo, pelo que, inicialmente, foram discutidas as possibilidades de blefaroplastia superior.

No entanto, referiu também que tem obstrução nasal recorrente do lado esquerdo, dificuldades respiratórias e corrimento nasal excessivo. Além disso, queixava-se também de dor facial e pressão no lado esquerdo, mais expressiva supra-orbitariamente e acima da localização topográfica do seio frontal. Consequentemente, foi ordenada a realização de tomografia computorizada (TC) dos seios paranasais. Analisando os resultados da TC, foi diagnosticada rinossinusite crónica do lado esquerdo: nos seios maxilar e etmoidal, foi detectada uma anatomia invulgar do seio frontal com um estreitamento total na parte média e expansão da parte lateral com uma estrutura mucosa restrita (Figura 1., Figura 2.).

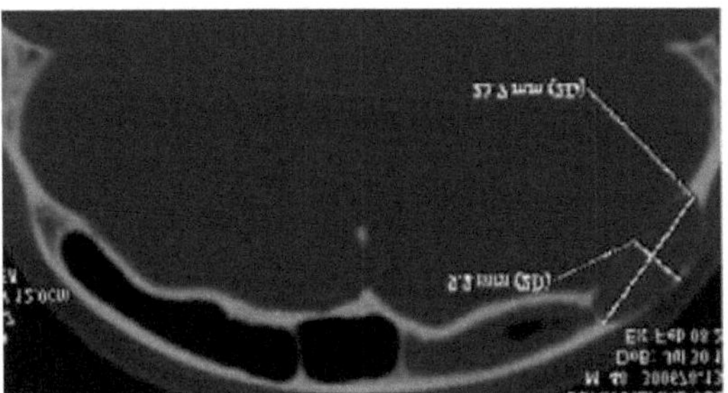

Figura 1. Corte axial de tomografia computadorizada. Processo inflamatório no seio frontal comum esquerdo e opacificação mucosa de sua parte lateral.

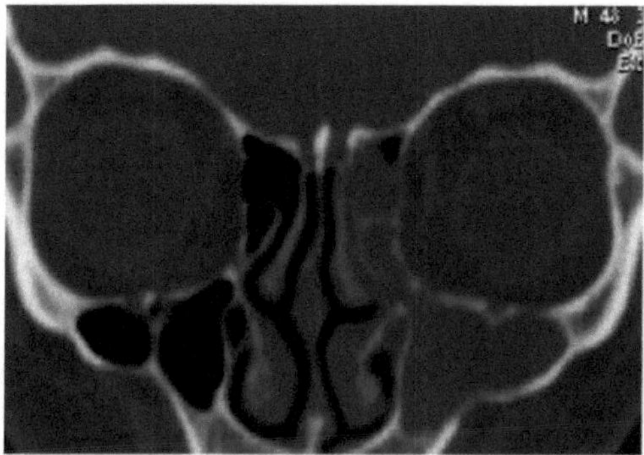

Figura 2. Corte coronal de tomografia computadorizada. Processo inflamatório nos seios frontal, maxilar e etmoidal esquerdos.

Além disso, foram detectados três defeitos ósseos na parede anterior do seio frontal (Figura 3.). O assoalho do seio frontal também apresentava defeito ósseo, resultando em comunicação com a cavidade orbital (Figura 4.).

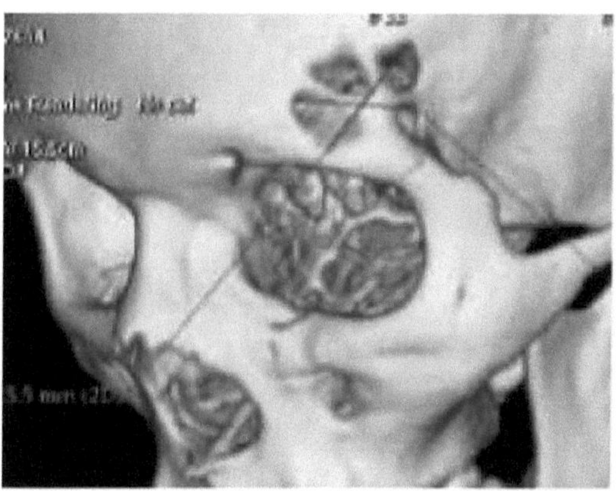

Figura 3. Tomografia computadorizada, imagem de reconstrução. Três defeitos ósseos na parede anterior do seio frontal.

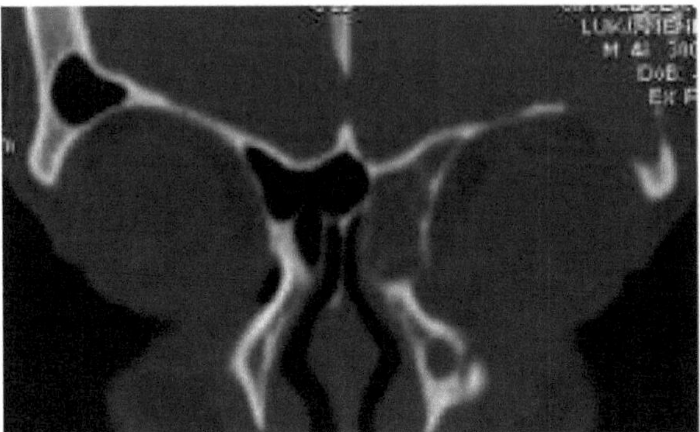

Figura 4. Tomografia computadorizada no plano coronal. Defeito ósseo no assoalho do seio frontal.

De acordo com os achados radiológicos, a paciente foi orientada a consultar um otorrinolaringologista. Objetivamente, no exame endoscópico endonasal, a doente apresentava estreitamento da passagem nasal com mucosa hiperemiada e edemaciada no canal nasal médio esquerdo com descarga purulenta. Após tratamento conservador com antibióticos, descongestionante sistémico e esteróides locais e nasais, foi realizada uma ressonância magnética (RM) alternativa para definir a localização e extensão da mucocele a outras cavidades. Nas imagens T2W foi detectada uma estrutura hiperintensa num seio frontal (Figura 5.).

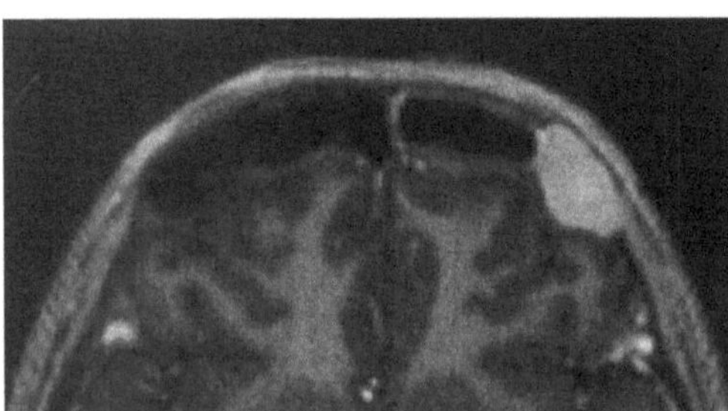

Figura 5. Ressonância magnética, T2W. Estrutura hiperintensa num seio frontal.

De acordo com os achados radiológicos, o doente apresentava mucocele do tipo Va, ou seja, a erosão das paredes anterior e posterior do seio frontal sem extensão intracraniana ou com extensão intracraniana mínima. Decidiu-se efetuar a operação por duas vias: externa para a mucocele do seio frontal e endoscópica para o seio maxilar e células etmoidais. Incisão coronal bitemporal, descolamento e elevação da pele, do tecido aponeurótico e do pericrânio, preservando os nervos supraorbitário esquerdo e troclear esquerdo. Após esta fase foram visualizados efeitos deformantes em parede frontal anterior, com massa mucocele projetando-se através da mesma (Figura 6.). O passo seguinte foi a osteotomia realizada com broca e remoção da parede anterior (Figura 7.).

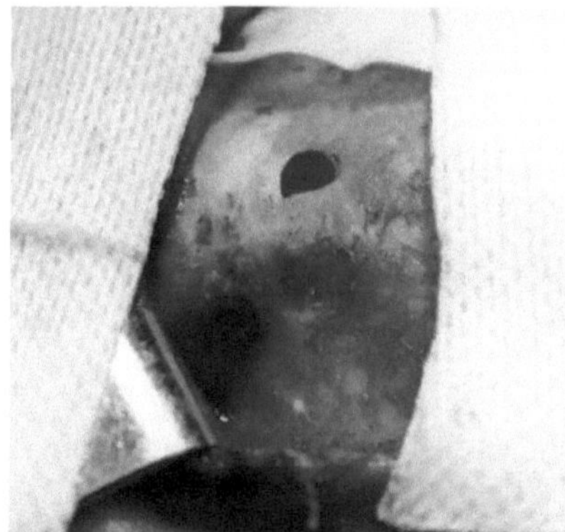

Figura 6. Defeitos ósseos numa parede anterior do seio frontal.

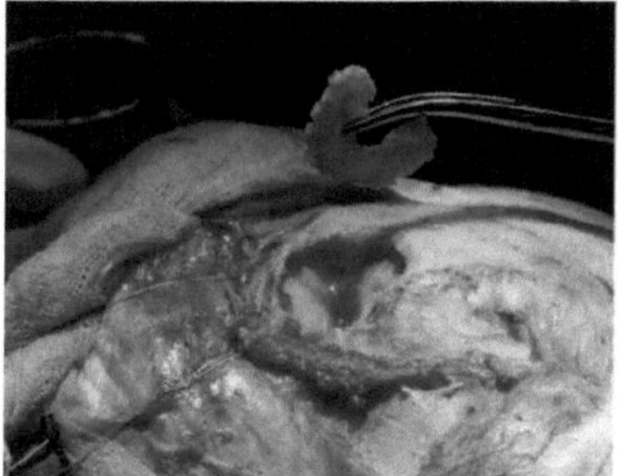

Figura 7. Remoção da parede óssea anterior acima da mucocele.

Após a abertura da cavidade sinusal, o conteúdo da mucocele foi evacuado e todo o revestimento mucoso do seio frontal também foi removido. O defeito ósseo na parede inferior do seio frontal, que se comunicava com a órbita, foi fechado por micromash flexível de titânio, assim como um canal estreito para o seio frontal comum (Figura 8.). O defeito ósseo na parede posterior do seio foi coberto por enxerto de fáscia temporal. Para evitar recidiva da mucocele, o seio frontal foi obliterado com material gorduroso autólogo, retirado da região paraubilical (Figura 9.). A cobertura óssea foi colocada para trás e fixada com micromachos flexíveis de titânio e parafusos metálicos (Figura 10.).

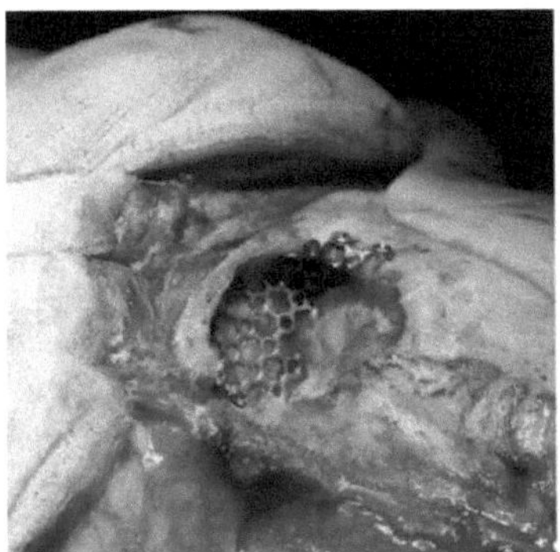

Figura 8. Defeito ósseo na parede do seio frontal inferior e canal para o seio frontal comum fechado por micromash flexível de titânio.

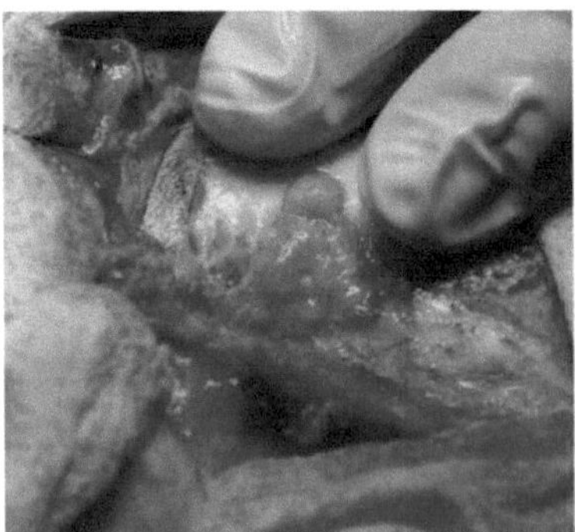

Figura 9. Obliteração do seio frontal por material adiposo autólogo

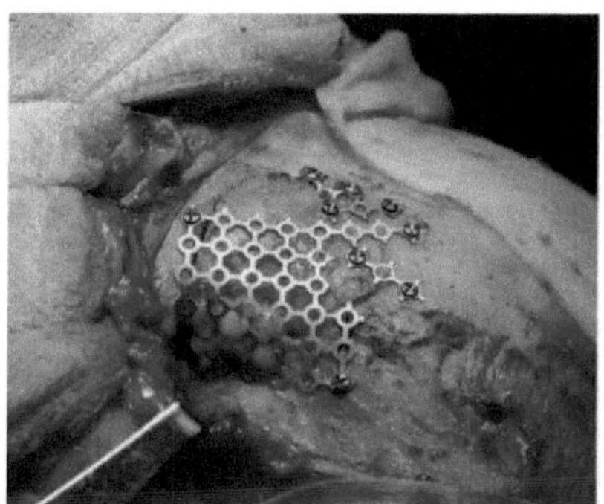

Figura 10. Colocação da cobertura óssea para trás e fixação com micromash de titânio flexível e parafusos metálicos

A pele e as camadas aponeuróticas foram levantadas e uma incisão coronal bitemporal foi fechada com suturas separadas e a drenagem foi inserida na ferida pós-cirúrgica. No estágio cirúrgico seguinte, foi realizada cirurgia endoscópica funcional dos seios paranasais. Utilizando telescópios de 0° e 70^0 , foram realizadas a maxilotomia, a etmoidotomia anterior e a frontotomia.

Após a operação, foi prescrito ao doente um tratamento antibiótico intravenoso de três dias com Ceftriaxona 2 g uma vez por dia, Dexametazona 8 mg uma vez por dia e Diclofenac de sódio 75 mg por injeção intramuscular duas vezes por dia. Três dias após a cirurgia, a doente teve alta da clínica para continuar o tratamento em casa. No período pós-clínico, foi-lhe prescrito Cefadroxil 500 mg por via oral duas vezes por dia durante uma semana, Diclofenac sódico 100 mg por via oral uma vez por dia e irrigação nasal com spray nasal salino. Mais tarde, após uma semana, foi-lhe prescrito furoato de mometazona.

Na consulta de controlo com o otorrinolaringologista, uma semana após a cirurgia, o doente não apresentava queixas de sintomas nasais e a ferida estava bem cicatrizada.

Foi indicado um acompanhamento posterior.

Na consulta com o otorrinolaringologista, seis meses após a operação, o paciente não apresentava queixas. Foi efectuada uma tomografia computorizada de controlo para visualizar o resultado da cirurgia. Na tomografia computadorizada foi visualizado seio frontal obliterado sem sinais de inflamação (Figura 11.).

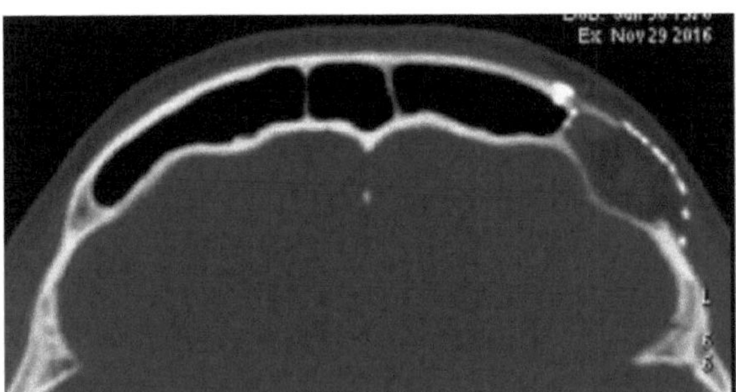

Figura 11. Tomografia computadorizada axial. Seio frontal obliterado sem sinais inflamatórios (6 meses após a cirurgia).

As paredes inferior e anterior da cavidade frontal não apresentavam defeitos cobertos por micromachas fixadas por parafusos, assim como a parede posterior do seio frontal também não apresentava defeitos (Figura 12.). Não foram detectados sinais de inflamação nos seios maxilar e etmoidal esquerdos após a FESS (Figura 13).

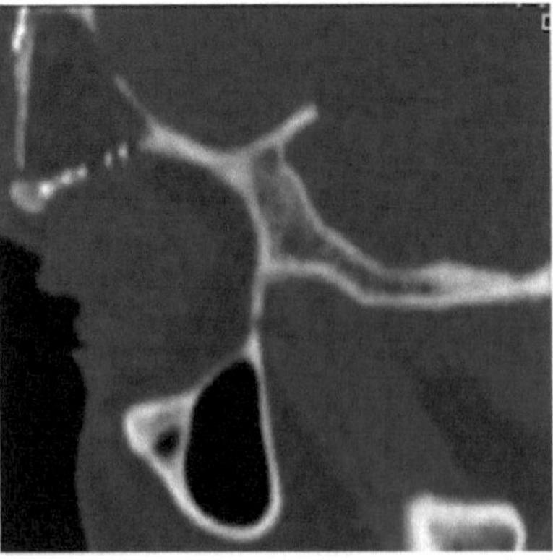

Figura 12. Tomografia computadorizada sagital. Paredes inferior e anterior do seio

frontal cobertas por micromassa. Sem defeitos na parede posterior (6 meses após a cirurgia).

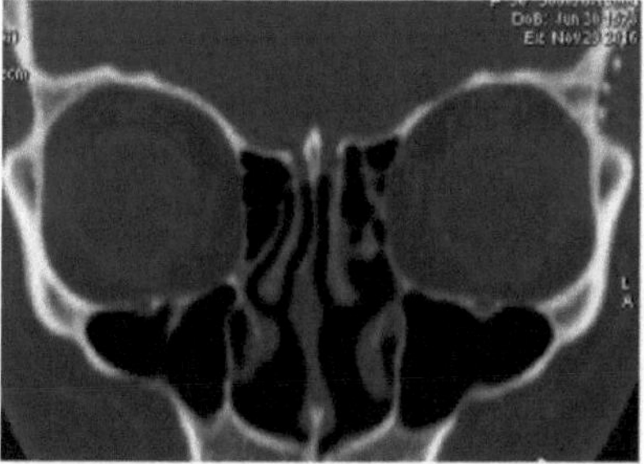

Figura 13. Tomografia computadorizada no plano coronal após FESS. Seios maxilar e etmoidal esquerdos sem sinais de inflamação.

CAPÍTULO 10

Discussão

A mucocele é uma formação cística benigna, de crescimento lento, preenchida por muco, que se desenvolve devido à obstrução do óstio sinusal. A mucocele é constituída por uma cápsula fibrosa e um conteúdo viscoso, segregado pelas células caliciformes da mucosa ciliada, que é, normalmente, estéril [33, 36]. A obstrução do óstio sinusal ocorre mais frequentemente devido a uma lesão maciça ou secundária a fibrose, processos inflamatórios, osteoma, displasia fibrosa, doença de Paget e, raramente, a malignidade, traumatismo com deslocação da estrutura óssea ou cirurgia prévia e tecido cicatricial pós-operatório e aderências [36, 37]. Se algum dos factores desencadeantes acima mencionados ocorrer durante um período de tempo contínuo, a obstrução da via de drenagem pode levar à retenção de muco e à formação de mucocele. A localização mais comum da mucocele é o seio frontal devido à sua anatomia específica de um recesso frontal estreito. O bloqueio do ducto nasofrontal impede a drenagem adequada das secreções da mucosa e predispõe ao desenvolvimento de um quisto epitelial obstrutivo ou mucocele [37]. O crescimento de uma mucocele pode resultar na destruição óssea local devido à produção local de factores de reabsorção óssea, tais como prostaglandinas, interleucina 1, colagenase e fator de necrose tumoral e um efeito direto da pressão positiva dentro da mucocele [38, 39].

A apresentação clínica da mucocele depende da sua localização e do envolvimento de estruturas anatómicas adjacentes. É classificada como sintomas rinológicos, neurológicos ou oftalmológicos [40, 41]. A apresentação clínica da mucocele é gradual, semelhante a um processo crónico. Os sintomas mais comuns da mucocele são rinorréia, obstrução nasal, dor facial ou edema. Se a mucocele transgredir a parede superior da cavidade orbital, surgem queixas visuais como diplopia, diminuição da visão, defeito do campo visual, ptose, edema orbital, dor retro-orbital, deslocamento do globo ocular e proptose [42]. Nos casos em que a mucocele penetra na fossa craniana anterior, pode levar a confusão, meningite, meningoencefalite, pneumoencéfalo, abcesso cerebral, convulsões e fuga de líquido cefalorraquidiano [43].

O diagnóstico de uma mucocele dos seios paranasais é uma correlação entre os achados clínicos, radiográficos e patológicos. Os sinais clínicos mais caraterísticos são mencionados acima. A tomografia computorizada é considerada o método complementar de eleição na investigação de mucoceles. Na tomografia computorizada é possível avaliar o conteúdo da mucocele, a expansão do seio, possíveis defeitos ósseos e a extensão da massa da mucocele para as estruturas adjacentes. A imagem típica é uma opacidade do seio isodensa ou ligeiramente hiperdensa em relação ao tecido cerebral, com as margens do seio expandidas e geralmente mais finas, sendo por vezes observada calcificação periférica. A RMN é útil para identificar a relação entre a mucocele, o tecido cerebral, a órbita e os tecidos moles [35, 44]. As diferenças na intensidade do sinal de RM parecem refletir a relação variável entre água, proteínas e muco no conteúdo do seio obstruído, que se altera com o tempo de evolução da doença. Inicialmente, o conteúdo é hiperhidratado, pelo que a imagem é hipointensa em T1 e hiperintensa em T2. Com o tempo, o conteúdo proteico aumenta, resultando em imagens hiperintensas tanto em T1 como em T2. Além disso, é possível fazer o diagnóstico diferencial com neoplasias: as mucoceles têm realce linear periférico fino, enquanto os tumores têm realce difuso [44, 45]. Radiologicamente, o resultado diagnóstico mais preciso em casos difíceis é possível quando se combina a tomografia computorizada e a ressonância magnética [46].

No caso descrito, de acordo com os dados da anamnese, a doente sofre de sinusite crónica há cerca de 10 anos. O processo inflamatório contínuo, o edema da mucosa nasal e a predisposição anatómica específica podem levar à obstrução do recesso frontal, à perturbação da drenagem e ao subsequente desenvolvimento de mucocele. A destruição óssea ocorreu devido à pressão prolongada da massa da mucocele nas paredes do seio. Como mencionado anteriormente no texto, o paciente apresentava defeitos nas paredes anterior, posterior e inferior do seio. Os defeitos da parede anterior eram de pequeno diâmetro, portanto, não houve protrusão da mucocele através deles. Em relação aos defeitos nas paredes inferior e posterior, geralmente, nesses casos, desenvolvem-se complicações intracranianas ou intraorbitárias. Além disso, se a mucocele for infetada, pode ocorrer osteíte, osteomielite, abscesso intracraniano e meningite [38]. No caso dos doentes, foi efectuada uma avaliação correta dos sintomas e exames de diagnóstico por TAC e RMN, de modo a que o tratamento cirúrgico fosse realizado atempadamente e se evitasse o desenvolvimento de complicações graves.

O tratamento fundamental da mucocele é cirúrgico. O objetivo do tratamento é abrir amplamente a mucocele para restaurar a drenagem e a pneumatização do seio. As técnicas de tratamento cirúrgico de uma mucocele incluem abordagens endoscópicas, externas e combinadas [39]. As abordagens cirúrgicas são baseadas no tamanho, localização e extensão da mucocele. Anteriormente, para o tratamento da mucocele do seio frontal, eram utilizados predominantemente métodos de abordagem externa. Atualmente, as técnicas tradicionais de tratamento da mucocele, que consistem na obliteração do seio frontal, foram suplantadas por manobras de drenagem endoscópica [38, 47].

Atualmente, a cirurgia endoscópica funcional dos seios paranasais (FESS) é considerada o tratamento de escolha para as mucoceles dos seios paranasais. O principal objetivo deste método é a remoção completa da lesão e da mucosa sinusal, evitando assim a recidiva da doença [44,46]. A FESS é utilizada nos casos de mucocele sem extensão para cavidade intraorbitária ou intracraniana e sem início lateral de localização no seio frontal. Um sistema de classificação para a cirurgia endonasal do seio frontal é baseado no volume da cirurgia. Draf tipo I - drenagem simples em que são removidas as células etmoidais anteriores e o processus uncinatus. Draf tipo Ila - drenagem alargada em que o pavimento do seio frontal é ressecado desde a lâmina papirácea até ao corneto médio. Draf tipo lib - drenagem alargada em que a base do seio frontal é ressecada desde a lâmina papirácea até ao septo nasal. Draf tipo III - drenagem mediana endonasal, na qual o assoalho do seio frontal é ressecado da lâmina papirácea direita até a lâmina papirácea esquerda, com ressecção adicional do septo nasal superior e da parte inferior do septo do seio interfrontal. A FESS é minimamente invasiva, preserva a arquitetura do seio e não deixa cicatrizes faciais, o que são vantagens notáveis desta abordagem [46, 48]. Comparando a FESS com a abordagem externa, a taxa de recorrência é bastante semelhante [47].

Para casos complexos com envolvimento intracraniano ou intra-orbital, osso hipertrófico do recessus frontalis, anatomia difícil, localização lateral da mucocele do seio frontal ou suspeita de malignidade, é considerada a utilização de abordagens externas ou combinadas. Para o tratamento da mucocele, podem ser utilizadas abordagens externas como a frontoetmoidectomia de Lynch-Howarth ou retalhos osteoplásticos com obliteração da cavidade sinusal. A cirurgia osteoplástica do seio frontal com obliteração da gordura é muito útil e bem sucedida em doentes nos quais o seio frontal não pode ser tratado eficazmente através de uma abordagem endonasal. Na maioria dos casos, o principal objetivo do cirurgião é alargar a via de drenagem do seio, mas em casos com uma elevada possibilidade de recorrência na junção com uma via naturalmente estreita, a obliteração é uma opção para evitar a recorrência. No entanto, atualmente, a utilização de abordagens externas deve ser cuidadosamente avaliada devido à disponibilidade de técnicas FESS minimamente invasivas modernas [49, 50].

Num caso particular, foi efectuada uma abordagem combinada: externa para a mucocele do seio frontal e FESS para o seio maxilar e células etmoidais. Foi escolhida uma abordagem externa com retalho osteoplástico e incisão coronal bitemporal, devido à mucocele localizada lateralmente, ao defeito ósseo nas paredes anterior, posterior e inferior do seio frontal, ao elevado risco de desenvolvimento de complicações intracranianas e intra-orbitárias e a um bom resultado cosmético em comparação com a abordagem de Lynch-Hawarth, em que a incisão é efectuada abaixo da extremidade medial da sobrancelha. Neste caso específico, o efeito cosmético teve uma importância significativa, devido à idade jovem dos doentes. A obliteração da parte lateral do seio frontal com material adiposo autógeno foi efectuada devido à sua estreita junção com o seio frontal comum e consequente aumento do risco de complicações e recidivas.

CAPÍTULO 11

Conclusão

A mucocele do seio frontal é um processo de desenvolvimento gradual com um desempenho clínico inicialmente ausente ou inespecífico. Na maioria dos casos, os sintomas típicos desenvolvem-se quando a mucocele atinge um tamanho significativo, expande o seio e estende-se às estruturas adjacentes ao seio. Por conseguinte, é importante uma avaliação muito cuidadosa da anamnese dos doentes e da evolução dos sintomas. Devem ser efectuados exames radiológicos para determinar a localização exacta da mucocele e avaliar as alterações na estrutura do osso do seio. O diagnóstico atempado e preciso da mucocele permite iniciar o tratamento na sua fase inicial e evitar o desenvolvimento de complicações.

A abordagem cirúrgica para o tratamento da mucocele deve ser escolhida de acordo com o seu tamanho, localização e envolvimento das estruturas anatómicas adjacentes. Se o cirurgião tiver em consideração todos os aspectos acima mencionados, é possível obter os melhores resultados de tratamento para o doente.

Referências

1. Cirurgia primária dos seios paranasais. Devyani Lal e James A. Stankiewicz. Cummings Otolaryngology, 49, 752-782.e3
2. Avaliação e Gestão de Lesões do Seio Frontal. Brent A. Golden, Michael S. Jaskolka, Allan Vescan e Kristian I. MacDonald. Oral and Maxillofacial Trauma, Capítulo 19, 470-490.
3. Embryology, Anatomy, Physiology, and Imaging of the Sinonasal Cavities (Embriologia, Anatomia, Fisiologia e Imagiologia das Cavidades

Nasossinusais). Peter M. Som, William Lawson, Girish M. Fatterpekar, S. James Zinreich e Joel Shugar. Head and Neck Imaging, Capítulo 2, 99-166.

4. Fracturas do seio frontal. E. Bradley Strong. Disponível em: https://entokey.com/frontal-sinus-fractures/
5. Reconstrução do couro cabeludo, calvária e seio frontal. Somsak Sittitavomwong DDS, DMD, MS e Anthony B.P. Morlandt DDS, MD. Clínicas de Cirurgia Oral e Maxilofacial, 2013-05-01, Volume 25, Edição 2, Páginas 105-129.
6. Fracturas do Seio Frontal. Travis T Tollefson, MD, MPH, FACS et al. Disponível em: https ://emedicine.medscape.com/article/869430-overview?pa=Y2anOtHCSV9k3m%2BOmzadZMXEQhFi8dusQN7Cfw4XE VGqOvaWIB Wr2Ej 1 DnpJexOy43mU9jD%2B 1 DtnxY47OmyybA%3D%3D# a7
7. Tratamento do seio frontal. Wytske J. Fokkens e Nicholas S. Jones. Cummings Otolaryngology, 51, 790-802.e2.
8. Tumor inchado de Pott. Karaman E, Hacizade Y, Isildak H, Kaytaz A. J Craniofac Surg. 2008 Nov;19(6):1694-7. doi: 10.1097/SCS.0b013e31818b432e.
9. Cirurgia Reconstrutiva. Alexis B. Olsson DDS, Antonia Kolokythas DDS e Sanjay P. Reddi BDS, MD. Jornal de Cirurgia Oral e Maxilofacial, 2012-11-01, Volume 70, Edição 11, Páginas e272-e309.
10. Cirurgia Plástica para Fracturas do Seio Frontal. Arjun S Joshi, MD. Disponível em: https://emedicine.medscape.com/article/1283338-overview
11. Hardy JMMontgomery WW Sinusite frontal osteoplástica: uma análise de 250 operações. *Ann Otol Rhinol Laryngol.* 1976;85523- 531
12. Dentisteria de bolso. Abordagem Coronal. Disponível em: http://pocketdentistry.com/coronal-approach/
13. Técnica cirúrgica para reparação de defeitos complexos da base anterior do crânio. Kevin Reinard, Azam Basheer, Lamont Jones, Robert Standring, Ian Lee e Jack Rock. Surg Neurol Int. 2015; 6: 20.

14. Lesões Craniofaciais. Peter L. Reilly e David J. David. Youmans e Winn Neurological Surgery, 355, 2952-2970.e2.

15. Reconstrução do seio frontal e do esqueleto frontofacial com cimento de hidroxiapatita. Craig D. Friedman, MD; Peter D. Costantino, MD. et al. *Arch Facial Plast Surg*. 2000;2(2): 124-129. doi:

16. Arquivos de Cirurgia Plástica. Um método de envolvimento para a inserção de implantes de micro-malha de titânio na reconstrução de fracturas por explosão. Tae Joon Choi, Jin Sik Burm et al. Vol. 43 / No. 1 / janeiro de 2016.

17. Reparação com malha de titânio de uma fratura do seio frontal gravemente cominutiva. Lakhani RS, Shibuya TY et al. Arch. Otolaryngol. Head Neck Surg. Volume 127, Edição 6; Páginas 665-9.

18. ROBERT SLACK, B.SC., F.R.C.S., GRANT BATES, B.SC., F.R.C.S. Functional Endoscopic Sinus Surgery. *Am Fam Physician*. 1998 Sep 1 ;58(3):707- 718.

19. Benjamin S. Bleier e David W. Kennedy. Cirurgia de Revisão para Rinossinusite, Causas de Falha e Gerenciamento de Complicações da Cirurgia Endoscópica dos Seios. Cummings Otolaryngology, 50, 783-789.e2

20. Wytske J. Fokkens e Nicholas S. Jones. Management of the Frontal Sinus (Gerenciamento do seio frontal). Cummings Otolaryngology, 51, 790-802.e2.

21. Zachary M. Soler e Timothy L. Smith.Results of Medical and Surgical Treatment of Chronic Rhinosinusitis with and Without Nasal Polyps. Cummings Otolaryngology, 44, 702-713.e3

22. Wytske J. Fokkens, Valerie J. Lund, Joachim Mullol, Claus Bachert, Isam Alobid, Fuad Baroody et. al. Documento de Posição Europeia sobre Rinossinusite e Pólipos Nasais 2012. Suplemento de Rinologia 23: 1-298, 2012

23. Orlandi RR, e Kennedy DW: Cirurgia endoscópica de revisão do seio frontal. Otolaryngol Clin North Am 2001; 34: pp. 77-90

24. Cirurgia Osteopática de Obliteração Fronto-Sinusal. Disponível em: http://www.uwmedicine.org/health-library/Pages/osteopathic-frontal-sinus-

obliteration-surgery.aspx

25. Sinusite crónica. Disponível em: http://www.mayoclinic.org/diseases-condições/sinusite crónica/diagnóstico-tratamento/tratamento/txc-20211202
26. Murugappan Ramanathan Jr., Andrew P. Lane. Diseases of the Sinuses. Sinusite Frontal Crónica, pp 475-493.
27. Daniel Simmen , Nick Jones "Manual of Endoscopic Sinus Surgery" 2005, Nova Iorque
28. História da Cirurgia do Seio Frontal. Disponível em: https://sites.google.com/site/drtbalusotolaryngology/rhinology/histoiy-of-frontal-sinus-surgery
29. Goodale R: Algumas causas de insucesso na cirurgia do seio frontal. Ann Otol 1942; 51: pp. 648
30. Stiemberg CM, Bailey BJ, Calhoun KH, et al (1986) Management of invasive frontoethmoidal sinus muco- celes. Arch Otolaryngol Head Neck Surg 112: 1060-1063
31. Voegels RL, Balbani AP, Santos Junior RC, et al (1998) Mucocele frontoetmoidal com extensão intracraniana: Um relato de caso. Ear Nose Throat J 77: 117-120 14
32. Karina Jelagova, Bogdamova T (2017) Tratamento Cirúrgico da Mucocele Lateral do Seio Frontal com Múltiplos Defeitos da Parede Óssea do Seio. Int J Clin Exp Otolaryngol. 3(1), 50-55.
33. Bruce M. Wenig MD (2016) Atlas de Patologia da Cabeça e Pescoço. (Terceira edição), Elsevier, Inc.
34. Thompson LDR, Wenig BM (2011) Diagnostic pathology: head and neck. Elsevier, Inc., Salt Lake City.
35. A.Prof Frank Gaillard et al. Mucocele dos seios paranasais. 2010: Disponível em: https ://radiopaedia. org/ articles/paranasal-sinus-mucocoele
36. Gregory G. Capra, Peter N. Carbone e David P. Mullin. Seio paranasal

Mucocele. maio de 2012. Disponível em:
https://www.ncbi.nlm.nih.gOv/pmc/articles/PMC3422585/#CR3

37. Chan M. Park DDS, MD, Enrico Stoffella DDS, Jason Gile DDS, MD, Jeffrey Roberts MD e Alan S. Herford DDS, MD, FACS. Retalho de osteoplastia Técnica de Reparação de Mucocele do Seio Frontal Latente (30 Anos) Pós-Traumática: Relato de Caso e Revisão da Literatura. Jornal de Cirurgia Oral e Maxilofacial, 2012-09-01, Volume 70, Edição 9, 2092-2096
38. Paul W. Flint, Bruce H. Haughey, Valerie J. Lund, John K. Niparko, K. Thomas Robbins, J. Regan Thomas, Marci M. Lesperance (2015) Cummings Otolaryngology (Sixth Edition), Elsevier Inc.
39. Weinzweig, Jeffrey, MD, FACS (2010) Segredos da Cirurgia Plástica Plus. (Segunda Edição), Elsevier, Inc.
40. Fonseca, Raymond J., DMD (2013) Oral and Maxillofacial Trauma. (Quarta edição), Elsevier, Inc.
41. Obeso S, Llorente JL, Rodrigo JP, Sanchez R, Mancebo G, Suarez C. Mucoceles dos seios paranasais. Nossa experiência em 72 pacientes. Ata Otorrinolaringol Esp. 2009;60(5):332-339.
42. Kim YS, Kim K, Lee JG, Yoon JH, Kim CH. Mucoceles dos seios paranasais com manifestações oftalmológicas: uma revisão de 17 anos de 96 casos. Am J Rhinol Allergy. 2011;25:272-275.
43. Beatriz Peral Cagigal et al. Mucocele do seio frontal com extensão intracraniana e intraorbital. Patologia Facial e do Pescoço. Med Oral Patol Oral Cir Bucal 2006;ll:E527-30.

44. Bruna Vila?a de Carvalho et al. Apresentações típicas e atípicas da mucocele de seios paranasais na tomografia computadorizada. Radiologia Brasileira, vol.46 no.6 Sao Paulo Nov./Dec. 2013

45. Pamela Van Tassel, Ya-Yen Lee, Bao-Shan Jing, Charles A. De Pena. Mucoceles dos seios paranasais: MR Imaging with CT Correlation. American Journal of Neouroradiology. junho de 1989.

46. Sushil Kumar Aggarwal, Kranti Bhavana, Amit Keshri, Raj Kumar e Arun Srivastava. Mucocele do seio frontal com complicações orbitais: Gestão por abordagens cirúrgicas variadas. Jornal Asiático de Neurocirurgia. Jul-Set 2012; 7(3): 135-140.

47. Andy M. Courson, MD; James A. Stankiewicz, MD; Devyani Lal, MD. Gerenciamento Contemporâneo de Mucoceles do Seio Frontal: A Meta-Analysis. Laryngoscope 124: fevereiro de 2014.

48. Mohammed K. Al Komser, M.D., M.A.S. e Andrew N. Goldberg, M.D., M.S.C.E. Abordagem endoscópica transnasal unilateral aos seios frontais: Draf lie. Allergy & Rhinology. verão de 2013; 4(2): e82-e87.

49. Stiemberg CM, Bailey BJ, Calhoun KH, et al (1986) Management of invasive frontoethmoidal sinus muco- celes. Arch Otolaryngol Head Neck Surg 112: 1060-1063

50. Voegels RL, Balbani AP, Santos Junior RC, et al (1998) Mucocele frontoetmoidal com extensão intracraniana: Relato de caso. Ear Nose Throat J 77: 117-120

51. Osteomas do seio frontal: a janela da abordagem endoscópica endonasal. Bignami M, Dalian I, Terranova P, Battaglia P, Miceli S, Castelnuovo P -

Rhinology - December 1, 2007; 45 (4); 315-20

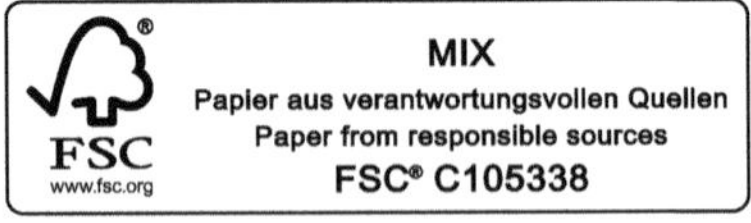

Printed by Books on Demand GmbH, Norderstedt / Germany